李占东 主编

1955
—
1975

第三辑 泌尿系统疾病秘验方

全国中医献方类编

肾病

学苑出版社

图书在版编目（CIP）数据

肾病：1955—1975全国中医献方类编／李占东主编. —北京：学苑出版社，2019.7（2022.9重印）
ISBN 978-7-5077-5731-6

Ⅰ.①肾…　Ⅱ.①李…　Ⅲ.①肾病（中医）-验方-汇编　Ⅳ.①R289.51

中国版本图书馆 CIP 数据核字（2019）第 123107 号

责任编辑：付国英
出版发行：学苑出版社
社　　　址：北京市丰台区南方庄 2 号院 1 号楼
邮政编码：100079
网　　　址：www.book001.com
电子信箱：xueyuanpress@ 163.com
电　　　话：010-67603091（总编室）、010-67601101（销售部）
印　刷　厂：廊坊市都印印刷有限公司
开本尺寸：880×1230　1/32
印　　　张：3
字　　　数：100 千字
版　　　次：2019 年 7 月第 1 版
印　　　次：2022 年 9 月第 2 次印刷
定　　　价：28.00 元

# 1955—1975 全国中医献方类编

## 编委名单

# 前　言

随着人们对自身健康的愈加关注，了解、学习中医和中药已蔚然成风。尤其是那些经受住了临床验证而流传沿用至今的单方、验方、秘方，因其便于使用，能花小钱治大病，而深受读者、尤其是非医药专业的普通大众的喜爱。

一直以来，中医医家和学者均有将家传或收集的单方、验方、秘方刊刻出版的传统。据统计，历代方书中占绝大多数的都是单方、验方和秘方类，充分说明了这一类药方有确切的疗效和长久的生命力。

众所周知，受传统思想影响，许多中医都抱着"有子传子，无子传贤；无子无贤，抱卷长眠"的思想，验方秘方概不轻易外传。但在 20 世纪 50 到 70 年代，在政府的主导和动员下，搞过多次颇有成效的全国献方运动，许多老中医不仅公开交流了他们历年积累的医学经验，还纷纷献出了自己压箱底的治病药方。

如，四川省郫县 70 多岁的老中医钟载阳献出祖传治疗腹水的秘方，河北承德民间医生盛子章献出治疗梅毒的秘方，四川省江津市中医邱文正献出"跳骨丹"方，江苏省南通中医院的陈照献出治瘰疬方，河北省石家庄市中医献出治疗乙脑的秘方，江苏省南通季德胜献出季家六代祖传的蛇虫毒秘方，贵州省挖掘出著名的卢老太太治疗慢性肾炎的秘方，江苏省第二康复医院杨雨辰医师献出家传三代的验方四册，等等。

这些献方均由各省组织专家进行审核编纂，保留有确切疗效的，剔除有毒有害的，最终集结成书。遗憾的是，这些书很多后来一直没有再版，市场上也鲜有流传，导致昔日瑰宝被尘封多年。

为了使这一时期的珍贵药方不被丢弃泯灭，我们多方搜集 1955—1975 年间编纂的献方共 96 册。因为当时的献方运动是按照地区来开展进行，所以这些书也都是按照地区来编的，如河北省验方，山西省验方等。这样以地域为纲的编法，不便于现代人的阅读查用。所以，我们又把书中的献方顺序全部打乱，并按照常见疾病如胃病、哮喘等，重新编排成册，以更切合当今读者需求。

本着"有则多，无则少"的原则，本次整理出的这套丛书分为十辑，共 39 本。第一辑：呼吸系统常见疾病，共三本。第二辑：消化系统常见疾病，共六本。第三辑：泌尿系统常见疾病，共两本。第四辑：妇科常见病，共 7 本。第五辑：儿科常见病，共三本。第六辑：心脑血管常见疾病，共两本。第七辑：内分泌系统常见疾病，共两本。第八辑，其他常见病，共六本。第九辑：外科骨伤病，共三本。第十辑：五官科疾病，共四本。统一称为《1955—1975 全国中医献方类编》。

与市场上流行的很多药方出处不明也不知是否有效的方书不同，本套丛书最大特色就是献方的真实性，以及疗效的确切性。

之所以能这么肯定，还要从那场轰轰烈烈的全国献方运动说起。毫无疑问，那是一次全国范围内自上而下，深受当时政府重视的的中医运动。

1941 年 9 月，陕甘宁边区国医研究会召开第二次代表会议，与会中医献出治疗夜盲症、腹痛、心痛、花柳等病的祖传秘方十余种，这是中国共产党领导的中医工作中第一次公开献方，意在打破传统中医的保守风气，使验方、秘方能广泛传播，为民所用，并借此提高中医政治地位。

此后，边区组织各地召开医药研究会和医药座谈会，发现了很多模范医生，也公开了很多秘方。

1944 年，既是中医业者，又素为毛泽东所推重的陕甘宁边区政府副主席李鼎铭再次号召中医者公开各自的秘方。

1955 年 3 月召开的全国卫生科学研究委员会第一届第四次会议强调："……对中医中药知识和中医临床经验进行整理和研究，搜集和整理中医中药书籍（包括民间验方、单方），使它提高到现代的科学水平，是我们医学科学研究工作者的光荣任务。"从而明确指出要对献方进行整理研究并集结出版，全国各地均积极响应号召。

较早开展此项工作的是江苏省徐州市卫生局。1954 年 10 月，徐州市卫生局聘请了 9 名经验丰富的中医对该地区所献验方进行甄审，并将这些验方分为三类：第一类是用于治疗常见病，且临床已证实有效；第二类是用于治疗常见病，临床上认为使用有效而尚未经科学证实者；第三类是治少见病或有离奇药，临床疗效不显著者。经过层层筛选，最后，仅从第一、二类验方中选出了 18 个确有实效的进行推广。

同样的，为确证献方疗效，杭州市卫生局组织中西医生进行共同讨论和分析；南通市则召开"中医验方试用座谈会"，由中医师介绍验方试用情况并进行讨论。

虽然全国各地对验方进行筛选的具体做法不尽相同，但都是稳妥而令人信服的。

1955年，江苏、福建两省出版了中医验方集。1956年，山西、江苏、河北、辽宁、黑龙江、福建6省相继出版了中医验方集；1957年，云南、四川、河南、广东、山东、陕西6省及西安市出版了中医验方集，河北、山西、黑龙江等省则出版了验方续集；1958年，广西、吉林、安徽、贵州、青海等省和重庆市、武汉市也组织出版了验方集，江苏、河南两省则出版了验方续集。

这些验方集出版后，都深受读者好评，一版再版。

1958年10月11日，毛泽东主席指出："中国医药学是一个伟大的宝库，应当努力发掘，加以提高。"于是，采集单方、验方、秘方之举由面向中医从业者迅速扩大为全国范围内的群众运动。可以说，此时的献方运动已经带有了强烈的政治色彩，各地"先后编出了数以百计的中医验方集"，献方数量之庞大令人震撼，但内容良莠不齐的情况也开始出现。

值得一提的是，由浙江中医研究所实验确证"蝌蚪避孕单方"无效的报道于1958年4月发表于《人民日报》，该报还在《编后》中告诫："民间单方在经过科学分析、实验和研究鉴定后再进行推广，才能对人民健康有所保证！"

同年11月，《人民日报》社论要求，"必须组织人力把这些民间药方分门别类地加以整理，并进行研究和鉴定"。说明当时已注意到，不经过细致的研究整理和验证就大事推广，是不妥当的。必须本着认真负责的态度，进行去粗取精和去伪存真的工作。

之后很长的时间里，全国各地整理出版的献方集基本遵循此原则，对药方的可靠性和有效性进行把关，不再一味追求多和全。如江西省中医药研究所整理出版的《锦方实验录》仅"精选了附有治验的 255 方"。

单方、验方、秘方既然多年来不断传承并在民间得以运用，必然有其独特的治疗价值，我们理应重视并将其传承推广下去。所以本套丛书按照常见疾病对献方进行分类归纳，相较当时对药方按照地域划分的方式，明显现在的编排更方便读者查找使用。

本着对献方者的尊重，方中的计量单位仍保留原样（多为钱、两），不予以修改。

中医"法可定，方无穷"，尽信方不如无方，故读者在查询使用时尽量能咨询相关专家，辨证论治与专病专方相结合。当然在本套丛书的编纂过程中，我们将含有毒性药物、国家现已明确规定不能使用药物的药方，以及带有明显迷信色彩的药方均一一进行剔除，希望能尽量保证本套书中献方的安全性和有效性，也希望这些目前看来仍不为大众熟知的单方、验方、秘方能早日为人民健康作出应有的贡献。

本套丛书从开始四处搜集资料到终于成书面世，历时近十年！原始资料的搜集、翻拍，对大量资料内容的进一步甄别、整理，每一册书中所收录验方的删选、归类，药物剂量的逐一核实，都花费了大量的时间和人力。在此，还要特别感谢提供资料的刘小军，不厌其烦整理内容、调整版式的郑杰，以及在成书过程中给予很多建议和方案的学苑出版社陈辉社长，感谢他们多年以来的支持和付出！

　　最后，希望这套颇具特色的验方系列丛书，能发挥出它们独特的治疗价值，并能得到应有的重视和广泛的传播！

学苑出版社　付国英

2019 年 6 月 11 日

# 目　录

# 一、急性肾炎

　　肾炎一病，中医认为多因遭受风湿之邪所致，故又称为"肾风"、"风水"，以水肿为主要表现，尿常规检查可见蛋白尿、血尿、管型尿（即尿液中的管型增多）。

　　急性肾炎起病急，病程较短，可有急性链球菌或其他细菌感染病史。水肿先从眼睑或下肢开始，继及全身。

　　**【主治】**　急性肾炎。

　　**【方药】**　灯龙泡草（即酸浆草）全株

　　**【用法】**　把草洗净并剪碎，同白酒一杯炖服。轻症用一两剂，重症约八小时内用一剂。

　　**【提示】**　本方有利尿、消肿的功效。

　　**【出处】**　建瓯县陈拜基（《福建省中医验方》第三集）。

　　**【主治】**　肾炎。

　　**【方药】**　金钱草一至三两

　　**【用法】**　水煎服，每日一剂。

　　**【治验】**　①刘某某，女，二十三岁，会昌禾口人。头面遍身浮肿，腹大如鼓，皮肤苍白且亮，服本方三十余剂，浮肿全消。

②戴玉英，女，二十五岁，大余人，保育员。遍身浮肿，咳嗽，喘满，小便不利，服五皮散无效，改服金钱草一两，即肿消一半，服至十多剂，浮肿全消，迄未复发。

【出处】　赣州市王子成（《锦方实验录》）。

【主治】　急性肾炎。

【方药】　茯苓皮二两　大腹皮五钱　生姜皮三钱　五加皮三钱　大戟三钱　生白术四钱　车前子三钱　川牛膝三钱　二丑各一钱半　芫花三钱

【加减】　高血压者加黄芩，尿血者加萹蓄、瞿麦、白茅根、藕节。善后，多服金匮肾气丸。

【用法】　水煎服。

【出处】　山西省中医学校门诊部小儿科（《山西省中医验方秘方汇集》第三辑）。

【主治】　急性肾炎。

【方药】　黄连六分　甘草一钱半　麦门冬三钱　生石膏六分　丹皮二钱　犀角三钱　净滑石三钱　淡竹叶三钱　灯心一钱

【用法】　水煎服。

【提示】　急性肾炎，体温升高、口渴、尿液频数者，用本方最宜。

【出处】　江西崇义龙纪宁（《中医名方汇编》）。

【主治】　急性肾炎。

【方药】　茯苓皮三钱　黄栀子一钱半　陈皮二钱　麻黄五分　大腹皮三钱　生姜皮七分　桑皮二钱

【用法】 水煎服。

【提示】 在炎症初起，有表证时用本方。

【出处】 江西崇义龙纪宁（《中医名方汇编》）。

【主治】 急慢性肾炎。

【方药】 山药四钱 云苓三钱 泽泻二钱 萸肉二钱 丹皮二钱 生地三钱 桂枝二钱 白归三钱 川芎二钱 白术三钱 杜仲二钱 陈皮二钱 党参三钱 甘草二钱

【用法】 水煎服三次。

【出处】 榆树县齐书范（《吉林省中医验方秘方汇编》第三辑）。

【主治】 急性肾炎。

【方药】 鹿衔草七钱 益母草十钱 鱼腥草 白花蛇舌草各五钱 车前子 车前草各五钱 苍术四钱 麻黄一钱三分

【用法】 水煎服，每日1剂，日服2次。

【加减】 血尿重，加大、小蓟各四钱，生地炭五钱，白茅根十钱，三七粉一钱（冲服）；蛋白尿重，益母草加至十六钱，加僵蚕三钱。

【提示】 本方对于湿热内蕴、水湿不化的急性肾炎，治疗效果显著。

【出处】 沈自意（《成都市秘方验方经验汇编》）。

【主治】 急性肾炎。

【方药】 ①麻黄（先煎）二钱 苏叶（后下） 防风 防己 陈皮 炙桑皮 大腹皮 猪苓各三钱 木通一钱半 丹皮 云

苓　车前子（包煎）各四钱

②麻黄（先煎）二钱　光杏仁　苏叶（后下）　防风　陈皮
茯苓　猪苓　丹皮各三钱　法半夏二钱　车前子（包煎）四钱

③炙黄芪五至六钱半　熟地四钱　茯苓　山药　山萸肉各三钱
丹皮二钱　附片（先煎）一钱半

【用法】　水煎服，每日 1 剂，日服 2 次。

【出处】　李健开（《陕西省民间献方集》）。


【主治】　急性肾炎、急性肾盂肾炎，证属实热者。

【方药】　生地　木通各四钱　甘草梢二钱　竹叶三钱　蓄蓄
蓄　石韦各四钱　大　小蓟各一两　海金沙四钱　白茅根一两

【用法】　水煎服，每日 1 剂，日服 2 次。

【加减】　前列腺炎，加金银花、蒲公英，无海金沙可用
滑石代；血热不甚，可减轻茅根用量。

【出处】　郑侨（《陕西省民间献方集》）。


【主治】　急性肾炎，或隐匿性肾炎急性发作。

【方药】　紫浮萍　紫苏叶各三钱　桑白皮四钱　益母草十
钱　车前子四钱　白茅根十钱　金银花　连翘各六钱　甘草二钱

【用法】　水煎服，每日 1 剂，日服 2 次。

【加减】　急性肾炎，可酌加蜂房、赤小豆、玉米须；浮
肿消退，正气未复，且尿蛋白仍多者，酌加黄芪、当归、石
韦、蝉衣；慢性肾炎，浮肿不重者，去桑皮、车前子、白茅
根，并与六味地黄丸合方；尿蛋白多者，加首乌、蜂房、党
参、黄芪。

【出处】　马有度献方。

【主治】 所有急、慢性肾炎。

【方药】 当归 赤芍各五钱 川芎三钱 丹参五钱 桃仁 红花各三钱 蒲公英 紫地丁 山豆根 土茯苓 白茅根各十钱

【用法】 水煎服，每日1剂，日服2次。

【加减】 贫血，加党参、黄芪各五钱；高血压，加夏枯草五钱。

【提示】 凡化验检查符合肾小球肾炎，不论急性期或慢性期，率多先用此方。

【出处】 秦商录（《山西省秘方验方精选》）。


【主治】 急性肾炎，或慢性肾炎急性发作。

【方药】 生黄芪 白蒺藜 车前草 蝉蜕各十钱 白术 茯苓 泽兰 菟丝子各三钱 生甘草一钱三分

【用法】 水煎服，每日1剂，日服2次。

【出处】 章亮厚（《吉林省民间验方秘方集》）。


【主治】 急性肾炎水肿，慢性肾炎急性发作。

【方药】 麻黄二钱 桂枝 白术各三钱 黄芪四钱 苡仁五钱 通草一钱 茯苓皮三钱 赤小豆五钱 冬瓜皮四钱 木香 陈皮 独活各三钱

【用法】 水煎服，每日1剂，日服2次。

【提示】 临床运用多年，疗效显著。本方亦适用于肾病综合征水肿。

【出处】 徐建一（《吉林省中医经验方》）。

# 二、慢性肾炎

慢性肾炎可由急性肾炎迁延不愈而来，还有一些慢性肾炎则是急性期症状极为轻微，或隐匿得病，迨发现浮肿、乏力、腰酸，检查小便发现异常，已成慢性肾炎。

中医认为慢性肾炎属"肾劳"，一是外邪侵袭，二是脏腑虚损所致。治当健脾益肾、消肿逐水。

【主治】　肾炎。

【方药】　煮沸之新鲜羊奶。

【用法】　每晨内服一次500毫升；如病情严重，可每日服二次，每次500毫升。疗程约一个月左右。

【提示】　①7例肾炎患者经一个月治疗，五例有效，肾功能恢复。

②羊奶有利尿作用。

【出处】　锦州市紫荆山结核医院、锦州市医院（《中医名方汇编》）。

【主治】　肾炎，尿出血。

【方药】　包谷须一两　酸浆草三钱

【制法】　煮水。

【用法】 取汁当茶喝，时常服用。

【出处】 杨济中（《贵州民间方药集》增订本）。

【主治】 慢性（丝球体）肾炎。

【方药】 白木槿花根　灯心草各一两

【用法】 煎汤300毫升，日分两次服。

【出处】 第一康复医院（《福建省中医验方》第三集）。

【主治】 急慢性肾炎。

【方药】 白茅根一两　泽泻五钱　麻黄五分（成人量）

【用法】 水煎，一日二次，分服。

【禁忌】 严禁多吃食盐、酱油、煎炒等食物。

【治验】 聂某某，六岁。据母诉：月余来小孩小便短少，食欲不好，日渐消瘦，脸上先浮肿，继肿及两足，全身无发热现象。经化验检查，尿蛋白（＋＋＋），脓球（＋＋）。曾服西药仅能收一时之效，后改服本方数剂，浮肿渐消，二十余剂后痊愈。

【出处】 江西省荣誉军人疗养院连天峰（《锦方实验录》）。

【主治】 肾炎合并腹水，全身肿胀，尿少便秘，食欲不振。

【方药】 鲫鱼（或鲤鱼）一条（重十二两以上）　蒜瓣（切片）二两　松罗茶（或毛尖茶）八钱　白商陆（切碎）八钱

【制法】 鱼剖腹去鳞杂，将三味药用稀布包住装入鱼腹，放砂锅里，用长流水煮极熟去药。

【用法】 在下午天将黑时，空心食鱼喝汤，隔日一次。

【提示】 只喝汤不吃鱼比较妥善，否则有中毒的可能。

【出处】 唐河杨慈云（《河南省中医秘方验方汇编》续一）。

【主治】 慢性肾炎。

【治则】 本病致病之"本"为脾肾虚，故其治疗原则是"补"。临床所表现之症状如水肿、恶心、呕吐等为标，在治疗方面应"急则治标，缓则治本"。

【治法】 ①培补脾肾法：此乃治"本"，适用于没有明显"标症"的肾炎患者，在水肿消失和减退之后有面色苍白或萎黄、精神萎疲、腰酸、胃呆、食欲不振、脉细弱、舌薄而滑等症状者。

②益气利尿法：此乃标本兼顾之法，适用于体虚而有明显水肿的患者，但水肿没有发展到最严重阶段即没有气急咳嗽和肩井满、脐突等症状，除一般的水肿外，还有溺少、胸闷、面色萎滞和胃欲不佳等症状。

③通阳逐水法：此乃急则治标之法，即先攻后补的治法，适用于严重的全身浮肿、胸腹腔积水、面色苍白、咳嗽气急、动则气喘、小便少或闭、身体肿重、难于行动的患者。

【方药】 ①党参一至三两 黄芪一至三两 白术三至五钱 归身三至五钱 杞子三至五钱 杜仲三至五钱 丹皮二至三钱 泽泻三至五钱 金匮肾气丸或大搜丝子丸三至五钱吞服

②木防己三至五钱 黄芪一至三两 淡姜皮一钱至一钱半 赤小豆一至二两 猪苓三至五钱 川椒目一钱至一钱半 大腹皮三至五钱 泽泻四至六钱 茯苓皮六钱至一两

③川桂枝一至三钱 麻黄一至二钱 黑白丑各一钱至一钱半 葶

苈子<sub>一至二钱</sub>　大戟<sub>一至三钱</sub>　熟附块<sub>一钱半至三钱</sub>　陈葫芦瓢<sub>一两</sub>
赤猪苓<sub>五钱</sub>　商陆根<sub>一钱半至三钱</sub>　十枣丸<sub>四分至一钱</sub>　吞服

【提示】　临床上以一二类型最多，第三型较少，大概逐水到十分之六七即可斟酌病情加减。治疗以六个月为一个疗程。共治疗61例，痊愈23例，逐步好转23例，无效15例。

【出处】　上海第一医学院附属第十一人民医院（《中医名方汇编》）。

【主治】　慢性肾炎。

【治则】　①慢性肾炎肾变期：治脾肺为主，法宜健运脾胃宣通肺气，应用胃苓汤或人参汤。

②晚期肾炎：治脾肾为主，法宜温补脾肾，应用肾气丸。

【方药】　①胃苓汤：苍术　川厚朴　陈皮　茯苓　猪苓　泽泻　白术　桂枝

②人参汤：生泡参　川朴　陈皮　朵白皮　紫苏叶梗　赤茯苓　槟榔　防风　肤毛

③济生肾气丸：附片　肉桂　熟地　山药　枣皮　泽泻　丹皮　牛膝　茯苓　车前子

【提示】　共43例，痊愈6例，显著有效12例，好转18例，无效7例。

【出处】　重庆市第一中医院王希知（《中医名方汇编》）。

【主治】　慢性肾炎。

【治则】　补气、补血、强壮、利尿。

【方药】 白芍　茯苓　甘草　生地　东党参　清半夏　元肉　砂仁　泽泻　猪苓　广皮　车前子　生山药　黄芪　杏仁　薄荷　防己　元参　生远志

【用法】 由医师根据病情化裁使用。

【出处】 长春市中医院（《中医名方汇编》）。

【主治】 急慢性肾炎。

【方药】 山药四钱　云苓三钱　泽泻二钱　萸肉二钱　丹皮二钱　生地三钱　桂枝二钱　白归三钱　川芎二钱　白术三钱　杜仲二钱　陈皮二钱　党参三钱　甘草二钱

【用法】 水煎，服三次。

【出处】 榆树县齐书范（《吉林省中医验方秘方汇编》第三辑）。

【主治】 慢性肾炎。

【方药】 穿破石　绣花针各十钱　忍冬藤　钩藤根　淡竹根各五钱

【用法】 水煎服，每日1剂，日服2次。

【加减】 肾阳虚者，加金匮肾气丸；肾阴虚者、加六味地黄丸。

【出处】 成都市1975年中医学术经验交流会《资料选编》（内部资料）。

【主治】 慢性肾炎，肾虚者。

【方药】 熟地　山萸肉　山药　茯苓　泽泻　丹皮　芡实　莲须各等分

【用法】 水煎服，日两次。

【出处】 王旷观（《北京中医医院经验方荟萃》）。

【主治】 慢性肾炎，尤其水肿难消、蛋白尿难除者。

【方药】 黄芪　白术　冬葵子　茯苓　苦参　当归　丹参　益母草

【用法】 水煎服，每日1剂，日服3次。

【出处】 李寿山（《安徽省中医验方集》）。

【主治】 慢性肾炎。

【方药】 益母草　半边莲各十钱　黄芪　熟地各五钱　怀山药三钱　泽泻二钱　山萸肉　丹皮各二钱　茯苓三钱　苏叶十钱

【用法】 上药蒸气冲煮，一日1剂。1个月为1疗程，有效继续服用。

【出处】 李金华（《云南省中医验方集》）。

【主治】 慢性肾炎。

【方药】 莲子肉　芡实　淮山药　茯苓各七钱　冬虫夏草三钱　党参　黄芪各七钱　杜仲三钱　猪脬一至二个（共炖服）

【用法】 水煎服，日服2次，每日1剂。

【出处】 金华市张兴（《浙江省中医验方》）。

【主治】 慢性肾炎。

【方药】 生晒参三钱（药汤炖）　黄芪十钱　车前子七钱　茯苓皮十钱　杜仲七钱　地骨皮　泽泻各五钱

【用法】 文火久煎，取汁300毫升，分2次温服。每日

1 剂。

【加减】 脾虚气滞，全身浮肿明显，加川花椒三钱，生姜皮 3 片；另以玉米须二十钱，水三大碗先煎，去渣将汤分 2 次煎上药。面浮身肿、按之没指，加肉桂一钱，漂川附子三钱，补骨脂、桑螵蛸各三钱。每次服 2 克，日服 2~3 次。

【出处】 盛国荣献方。

【主治】 慢性肾炎，日久不愈。

【方药】 生黄芪十钱　仙灵脾七钱　石韦五钱　熟附子川芎　红花　全当归　川续断　怀牛膝各三钱

【用法】 上药须用益母草二十至四十钱，煎汤代水煎，每日 1 剂。

【加减】 慢性肾炎急性发作，出现严重蛋白尿者，去黄芪、红花，加连翘、漏芦、菝葜各六钱，地鳖虫三钱，鱼腥草、白花蛇舌草各十钱，蝉衣一钱五分；各型慢性肾炎，以肾功能低下为主者，加炮山甲片二钱五分；尿蛋白增高者，加金樱子四钱，芡实五钱，益智仁 1 四钱；浮肿明显并伴高血压者，加水蛭五分（研末装入胶囊，早晚分吞）以化瘀利水；血尿者，加琥珀 3 克（研末，早晚分服），茅根 30 克；颗粒、透明管型多者，加熟地黄七钱，山萸肉四钱，枸杞子五钱。

【出处】 唐山县（《十万金方》第三辑）。

【主治】 慢性肾炎。

【方药】 白扁豆八至十钱　赤小豆　茯苓各五钱　麻黄二钱桂枝　赤芍　土鳖虫　车前草　桃树皮　地肤子　泽泻各三钱

熟附片二至三钱　细辛一钱　糯米草五钱　川牛膝　花槟榔各二钱

【用法】　每日 1 剂（重者 2 剂）。水煎服，日服 3～6 次。

【加减】　妇女，加当归三钱，益母草五钱；白细胞偏多，加金银花、生黄芪三至五钱；红细胞偏多，加白茅根、仙鹤草各五钱；尿混浊，加萆薢、乌药各五钱；合并尿毒症，去赤芍、槟榔，重用白扁豆，加知母、川柏、白芍各三钱、麦芽、白术、蒲公英各五钱，干姜、土狗各二钱；尿中蛋白持久不消，加三七、血竭各二钱。

【提示】　本方为程氏祖传秘方。

【出处】　程爵棠献方。


【主治】　慢性肾盂肾炎急性发作，尿血。

【方药】　鲜生地十钱　麦冬三钱　玄参四钱　沙参十钱　丹皮三钱　竹叶二钱　莲子心四钱　茯苓三钱　益元散一钱　灯芯通草各二钱

【用法】　水煎服，每日 1 剂，日服 2 次。

【出处】　章亮厚（《吉林省民间验方秘方集》）。


【主治】　慢性肾炎。

【方药】　当归　赤芍各五钱　川芎三钱　丹参五钱　桃仁红花各三钱　蒲公英　紫地丁　山豆根　土茯苓　白茅根各十钱

【用法】　水煎服，每日 1 剂，日服 2 次。

【加减】　贫血，加党参、黄芪各五钱；高血压，加夏枯草五钱。

【提示】　凡化验检查符合肾小球肾炎，不论急性期或慢性期，率多先用此方。

【出处】　秦商录（《山西省秘方验方精选》）。

【主治】　慢性肾炎。

【方药】　干地黄<sub>八钱</sub>　制附子<sub>三至八钱</sub>　炒白术<sub>五钱</sub>　嫩桂枝<sub>三至七钱</sub>　山萸肉<sub>五钱</sub>　炒山药<sub>五至八钱</sub>　盐泽泻<sub>七钱</sub>　白茯苓<sub>八至十六钱</sub>　巴戟天<sub>七钱</sub>　车前子　生黄芪<sub>各八至十六钱</sub>

【用法】　上药用冷水浸泡后煎。文火煎煮 2 次，每次约 30 分钟，总量取 300 毫升。每日 1 剂，分 2 次服用。

【出处】　马骥献方。

【主治】　慢性肾炎，蛋白尿顽固不消者。

【方药】　黄芪<sub>五钱</sub>　山茱萸<sub>三钱</sub>　杜仲<sub>四钱</sub>　黄柏<sub>二钱</sub>　白茅根<sub>四钱</sub>　茯苓<sub>五钱</sub>　牡蛎<sub>七钱</sub>　金樱子<sub>四钱</sub>

【用法】　水煎服，每日上下午各服 1 次。每日 1 剂，。

【加减】　体虚易感冒者，加党参四钱，白术三钱；水肿未消、小溲短少者，茯苓改用茯苓皮，加大腹皮三钱，车前草三钱，薏苡仁七钱；口干烘热者，加生地五钱，麦冬、炒知母各三钱，菟丝子四钱；尿赤而见红细胞者，加大蓟、小蓟各四钱，阿胶珠三钱。

【出处】　蒋文照献方。

【主治】　慢性肾炎、蛋白尿。

【方药】　芡实<sub>十钱</sub>　白术　茯苓<sub>各三钱</sub>　怀山药<sub>五钱</sub>　菟丝子　金樱子　黄精<sub>各八钱</sub>　百合<sub>六钱</sub>　枇杷叶　党参<sub>各三钱</sub>

【用法】　水煎服，每日 1 剂，日服 2 次。

【加减】　如蛋白尿重者，加山楂肉三钱；咽喉痛，加牛蒡子、连翘各三钱；睡眠不好，加杏仁、合欢皮、夜交藤各四钱。

【提示】　本方屡用皆验，坚持服药，每获痊愈。

【出处】　（《四川省中医座谈会经验方》）。

【主治】　慢性肾炎，蛋白尿。

【方药】　黄芪十至十六钱　党参七至十钱　麦冬　地骨皮　茯苓　车前子各五钱　白花蛇舌草十钱　柴胡二钱　甘草一钱

【用法】　每日 1 剂，水煎服，日服 2 次。

【提示】　本方是治疗慢性肾炎、蛋白尿常用方，尤其对于临床症状不明显的隐匿性肾炎，疗效更佳。

【出处】　金华市张兴（《浙江省中医验方》）。

【主治】　慢性肾炎，或慢性肾炎急性发作。

【方药】　生黄芪　白蒺藜　车前草　蝉蜕各十钱　白术　茯苓　泽兰　菟丝子各三钱　生甘草一钱三分

【用法】　水煎服，每日 1 剂，日服 2 次。

【出处】　章亮厚（《吉林省民间验方秘方集》）。

【主治】　慢性肾炎水肿，合并外感。

【方药】　净麻黄半钱至一钱　生石膏　冬瓜子各五钱　冬瓜皮十钱　葶苈子　旋覆花（包）　白芥子　光杏仁各三钱　苍术　白术各一钱五分　生甘草三钱

【用法】　水煎服，每日 1 剂，日服 2 次。

【出处】 成都市 1975 年中医学术经验交流会《资料选编》（内部资料）。

【主治】 慢性肾炎，或隐匿性肾炎急性发作。

【方药】 紫浮萍 紫苏叶各三钱 桑白皮四钱 益母草十钱 车前子四钱 白茅根十钱 金银花 连翘各六钱 甘草二钱

【用法】 水煎服，每日 1 剂，日服 2 次。

【加减】 急性肾炎，可酌加蜂房、赤小豆、玉米须；浮肿消退，正气未复，且尿蛋白仍多者，酌加黄芪、当归、石韦、蝉衣；慢性肾炎，浮肿不重者，去桑皮、车前子、白茅根，并与六味地黄丸合方；尿蛋白多者，加首乌、蜂房、党参、黄芪。

【出处】 马有度献方。

【主治】 慢性肾炎，尿毒症。

【方药】 西洋参 川三七 鸡内金 琥珀 珍珠粉各三钱 麝香一分

【用法】 上药共研细末，调匀，贮瓶备用，勿泄气。每次服六分，日服 2~3 次。可用温开水送服。

【加减】 肾阳虚、四肢不温，加肉桂六分（研末调匀）；若惊悸抽搐，加羚羊角粉六分；若烦躁不眠、风痰壅盛，配服至宝丹 5 丸（如梧桐子大）；若痰壅气闭，不省人事，配服苏合香丸 1 粒。

【提示】 本方是慢性肾炎出现病情恶化或伴发其他症状之应急方，疗效显著。

【出处】 杜中语（《浙江省中医验方汇编》）。

【主治】 慢性肾炎（阴水），肾病综合征。

【方药】 熟地六钱　山萸肉三钱　黄芪五钱　玉米须四钱　益母草　泽泻各三钱　山药六钱　秋蝉衣一钱　紫苏叶二钱　丹皮三钱　桃仁五粒

【用法】 水煎服（文火煎），每日1剂，空腹服，日服2~3次。

【加减】 蛋白尿多者，可重用黄芪至一两；白细胞多者，加马齿苋八钱；红细胞多者，加血余炭、黑蒲黄各三钱（布包）；尿少者，加怀牛膝三钱，车前子三钱（布包）：周身浮肿，总蛋白偏低者，可用羊肉五两，生黄芪一两，生姜皮六分（竹刀刮下），煎汤去渣（羊肉不要吃），喝汤，每两天吃1次；皮肤甲错、舌质紫者，可用少量大黄。

【出处】 郑孙谋（《浙江省中医验方汇编》）。

【主治】 慢性肾炎，肾病综合征。

【方药】 生黄芪一两　党参五钱至一两　半边莲　蒲公英　石韦各一两　虎杖五钱至一两（或用等量大黄后下）　生牡蛎（先煎）一两　丹参五钱至一两　肉桂末（冲服）一分

【用法】 水煎服，每日1剂，日服3次。若水毒内攻（气滞血瘀型），可用本方去参、芪、桂，水煎取汁200~300毫升，作保留灌肠，每日1次，可连用1周。

【加减】 肾亏者，加菟丝子一两，杜仲三钱；脾虚者，加怀山药、白术各三至五钱；头眩者加白术二至三钱，泽泻六钱至一两。

【出处】 杨浩林（《甘肃省中医秘方验方汇编》）。

【主治】　慢性肾炎兼尿毒症。

【方药】　白扁豆一斤　红饭豆五两　焦白术　白茯苓　熟附片　泽泻　麻黄　桂枝　炒芍　车前子　炒黄柏　木通　陈皮各八钱　炒知母　炒地肤子　麦芽　甘草　细辛　干姜各一两　干虫（土鳖）　干蝼蛄（土狗）各三十六个

【用法】　上药共炒，以白扁豆焦枯为度，研极细末，贮瓶密贮。每次服二钱，饭前以米汤调服；或干嚼，以少量开水送服。每日 3 次，病重者可连服 3 剂。

【加减】　妇女患者，加茺蔚子、泽泻、当归八钱。

【出处】　冯瑞华（《四川省中医秘方验方汇编》）。

【主治】　慢性肾炎，尿毒症。

【方药】　白扁豆八钱至一两　赤小豆　茯苓各五钱　麻黄二钱　桂枝　赤芍　土鳖虫　车前草　桃树皮　地肤子　泽泻各三钱　熟附片二至三钱　细辛一钱　糯米草五钱　川牛膝　花槟榔各二钱

【用法】　每日一剂（重者服二剂），水煎服，日服 3~6 次。

【加减】　偏肾阳虚，重用附子，加肉桂一钱半，鹿角霜三钱；偏肾阴虚，去细辛、麻黄、桂枝，加熟地、二至丸各五钱；白细胞偏多，加金银花，生黄芪三至五钱；红细胞偏多，加白茅根、仙鹤草各五钱；尿赤，加木通、知母、川柏各三钱；合并尿毒症，去赤芍、槟榔，重用白扁豆，加知母、川柏、白芍各三钱，麦芽、白术、蒲公英各五钱，干姜、土狗各一钱半；尿蛋白持久不消，加三七、血竭各二钱。

【提示】 本方为祖传秘方。

【出处】 唐浩（《青海省民间经验方选粹》）。

【主治】 慢性肾小球肾炎，尿常规检查可见蛋白尿、血尿。

【方药】 白术　山药各三钱　米仁根一两　石韦五钱　大蓟根一两　扦扦活五钱　芡实四钱　莲须一钱　炒陈皮二钱

【用法】 每日1剂，水煎服，日服2次。

【出处】 宋权仁（《陕西省中医经验方汇编》）。

【主治】 原发性肾小球肾炎。

【方药】 黄芪　丹参各五至十钱　仙茅　金樱子　白果虫退各三钱　山萸肉　猫爪草各五钱

【用法】 水煎服，每日1剂，日服2次。60天为1疗效。

【提示】 本方对急性肾炎和隐匿性肾炎疗效最好。

【出处】 杨世兴。

【主治】 慢性肾小球肾炎。

【方药】 生黄芪十至十五钱　白术　当归各三至五钱　丹参五至十钱　冬葵子　土茯苓　益母草各十至十五钱　益智仁五至六钱五分　浙贝母三至五钱　白茅根十至十七钱

【用法】 每日1剂，文火久煎，分2次温服。

【提示】 有水肿者，宜少盐饮食。

【出处】 李寿山献方。

**【主治】** 慢性肾小球肾炎。

**【方药】** 白术　山药各三钱　米仁根十钱　石韦五钱　大蓟根十钱　扦扦活五钱　芡实四钱　莲须一钱　炒陈皮二钱

**【用法】** 水煎服，每日1剂，日服2次。

**【出处】** 张宗良（《四川省中医座谈会经验方》）。

**【主治】** 慢性肾小球肾炎，肾盂肾炎，肾衰竭。

**【方药】** 生地五钱　山萸肉三钱　旱莲草四钱　粉丹皮三钱　泽泻三钱　茯苓四钱　猪苓五钱　怀牛膝四钱　桑寄生五钱　白茅根　生益母草　黄芪各一两　小叶石韦四钱

**【用法】** 每日1剂。先将诸药加入清水，以能浸没上药为度，浸泡半小时左右。用文火煎煮半小时至40分钟，滤汁。共煎两次，药液混匀，均分2次，早晚各服1次。病重者日服一剂半，分3次服。

**【加减】** 小便涩痛、灼热、腰痛，可加滑石五钱（包）、金钱草一两以上；血压偏高，可酌加钩藤、天麻、石决明，并重用桑寄生六钱半以上；血尿顽固者，加用炒蒲黄、仙鹤草、大小蓟等。

**【提示】** ①眩晕耳鸣；②腰膝酸软；③五心烦热；④颜面或四肢浮肿；⑤舌淡红少苔或无苔；⑥脉细数。以上六项症状中具有三项以上者，即可运用本方治疗。

**【出处】** 杜雨茂（《吉林省中医经验方》）。

**【主治】** 慢性肾盂肾炎。

**【方药】** 黄芪十钱　党参七钱　柴胡五钱　白花蛇舌草十钱　麦冬　地骨皮各五钱　黄芩　蒲公英各三钱　车前子　生地

甘草<sub>各五钱</sub>

**【用法】** 每日 1 剂，水煎服，日服 2 次。

**【加减】** 小便不利，加瞿麦七钱，竹叶五钱；腰痛甚，加山萸肉、枸杞子各五钱；血尿，加白茅根十钱，小蓟七钱；小腹凉，加茴香三钱，肉桂二钱。

**【提示】** 本方确为治疗慢性肾盂肾炎之佳方。

**【出处】** 张琪（《四川省中医座谈会经验方》）。

**【主治】** 慢性肾盂肾炎。

**【方药】** 太子参<sub>五钱</sub> 白术 云茯苓<sub>各四钱</sub> 炙甘草<sub>二钱</sub> 百部<sub>三钱</sub> 桑寄生<sub>六钱</sub> 珍珠草 小叶凤尾草<sub>各五钱</sub>

**【用法】** 每日 1 剂，水煎服，日服 2 次。

**【出处】** 经验方（《天津经验方汇集》）。

**【主治】** 肾盂肾炎，适用于腰痛时作，困倦乏力，反复出现尿菌阳性。

**【方药】** 柴胡<sub>八钱</sub> 莲肉 党参<sub>各五钱</sub> 黄芪<sub>十钱</sub> 地骨皮<sub>三钱</sub> 麦冬 茯苓<sub>各五钱</sub> 车前草<sub>十钱</sub> 炙远志 菖蒲<sub>各三钱</sub> 甘草<sub>三钱</sub>

**【用法】** 水煎服，每日 1 剂，日服 2 次。

**【提示】** 坚持服药 1 至 2 个月，菌尿转阴率可以明显提高。

**【出处】** 黄星恒。

**【主治】** 肾盂肾炎。

**【方药】** 金钱草<sub>十钱</sub> 丹皮 泽兰<sub>各三钱</sub> 丹参<sub>四钱</sub> 赤

芍　大黄各三钱

【用法】　水煎服，每日 1 剂，日服 2 次。

【出处】　李汉俊（《四川省中医座谈会经验方》）。


【主治】　肾盂肾炎。

【方药】　生蒲黄六钱　滑石粉一两　当归五钱　贝母五钱
苦参五钱

【用法】　水煎，每日两次服。

【提示】　本方还可以治疗前列腺肥大、前列腺炎、尿路感染、心衰水肿。

【出处】　陈茂梧（《四川省中医秘方验方精选》）。


【主治】　慢性肾盂肾炎，合并慢性泌尿系感染。

【方药】　熟地五至八钱　山萸肉　怀山药　肉苁蓉　鹿角霜
各三至五钱　黄芪七至十钱　冬葵子三至十钱　茯苓　石韦各五至七钱

【用法】　水煎服，每日 1 剂，早晚分服。

【出处】　李寿山。


【主治】　肾炎，蛋白尿。

【方药】　生黄芪一两　淮山药三钱　桑寄生一两　熟地五钱
杞子三钱　丹参六钱　川续断三钱　益母草一两五钱至三两

【用法】　水煎服，日服两次。

【出处】　孙幼立（《河南省中医秘方验方经验方汇编》）。


【主治】　肾炎，阴虚型。

【方药】　干地黄八钱　牡丹皮三至七钱　炒山药六钱三分

山萸肉五钱　白茯苓五至八钱　桑椹子八钱　枸杞子　地肤子各五至八钱

【用法】　上药用冷水浸泡后，文火煎煮 2 次，每次煎约 30 分钟，2 次取药汁共 300 毫升，混合均匀，分 2 次服用。每日 1 剂。

【提示】　本方专为阴虚型肾病而设。对气虚、阳虚者不宜用之。

【出处】　马骥献方。

【主治】　肾炎。

【方药】　干地黄五至七钱　山萸肉五钱　炒山药五至八钱　白茯苓七至十六钱　人参三至五钱　黄芪五至十六钱　牡丹皮　菟丝子各五钱　枸杞子五钱　五味子三钱　制附子二钱　嫩桂枝三钱

【用法】　上药用冷水浸泡后，文火煎煮两次，每次约煎 30 分钟，总量为 300 毫升，分 2 次服用。每日 1 剂。

【出处】　马骥献方。

【主治】　肾炎重症，症见面目四肢一身尽肿，小便短少、赤涩，尿检有蛋白、管型等存在。神倦身重，四肢无力。

【方药】　麻黄　白术　白芍　陈皮　木通　熟附片各三钱　知母　泽泻　炒地肤子　车前草　红饭豆　茯苓　炒麦芽各五钱　北细辛八分　桂枝一钱半　生姜二片

【用法】　上药先用开水泡，后用慢火熬 2 小时。2 日服 1 剂，分 4 次温服（即头煎分 2 次服、药渣备汁，再加开水 1 碗，将药渣搅匀、火上熬开、待冷。盖好，次日早晚分服）。

【出处】　张明利（《湖北省验方汇编》）。

【主治】 肾炎，肾盂肾炎。

【方药】 仙灵脾　仙茅各四钱　巴戟天　当归各三钱　黄柏　知母各二钱

【用法】 水煎服，每日 1 剂，日服 2 次。

【提示】 本方为上海曙光医院经验方。

【出处】 郑建（《上海市中医验方汇编》）。

【主治】 肾小球肾炎（水肿）。

【方药】 黄芪　茅根各一两五钱　丹参一两　甘草五钱　坤草六钱半　茯苓　焦白术各五钱

【用法】 水煎服，每日 1 剂，日服 3 次。

【提示】 上部肿重或喘，加麻黄；下部肿甚，加防己、丝瓜络；尿赤涩，加瞿麦、滑石、萹蓄；气虚，加人参。

【出处】 赵明一（《天津市中医秘方集》）。

【主治】 痛风性肾病。

【方药】 土茯苓十五钱　草薢五钱　威灵仙十钱　桃仁三钱　红花三钱　泽兰三钱　生苡仁十钱　全当归三钱　车前子三钱　泽泻三钱

【用法】 水煎服，每日 1 剂，日服 2 次。

【出处】 朱家旺（《上海市中医经验方汇集》）。

【主治】 隐匿型慢性肾炎。

【方药】 枸杞子　菟丝子各四至十钱　女贞子四钱　生苡仁十钱　旱莲草四至十钱　荠菜花十钱　续断四钱　桑椹十钱

【用法】 水煎服，每日 1 剂，日服 3 次。

【加减】 尿中红细胞较多者，加鲜茅根十钱，车前草七钱，大小蓟各四钱。

【出处】 王季儒献方。


【主治】 隐匿性肾炎。

【方药】 黄芪 仙灵脾<sub>各四钱</sub> 白术 防风<sub>各三钱</sub>

【用法】 水煎服，每日 1 剂，日服 2 次。

【加减】 气虚较甚或偏阳虚者，去防风，加桂枝、党参、仙茅、肉苁蓉、菟丝子；偏阴虚者，加白花蛇舌草、桑椹、知母、黄柏。

【出处】 沈壮雷（《山西省中医验方汇编》）。


【主治】 小儿急、慢性肾炎。

【方药】 倒叩草<sub>十钱</sub> 鱼腥草 半枝莲 益母草 车前草<sub>各五钱</sub> 白茅根<sub>十钱</sub> 灯芯草<sub>三分</sub>

【用法】 每日 1 剂，水煎服，日服 2 次。

【提示】 经用本方治疗小儿肾炎 500 余例，均获得满意疗效。

【出处】 金华市张兴（《浙江省中医验方》）。

# 三、肾病综合征

　　肾病综合征是一种常见的肾脏疾病，以大量蛋白尿、低蛋白血症、高度水肿、高脂血症为主要表现。

　　本病可发生于任何年龄，但在儿童中更常见，年轻男性也好发。在年龄较大的病人中，则没有明显的性别差异。

　　**【主治】**　肾病综合征。

　　**【方药】**　熟地六钱　山萸肉三钱　黄芪五钱　玉米须四钱　益母草　泽泻各三钱　山药六钱　秋蝉衣一钱　紫苏叶二钱　丹皮三钱　桃仁五粒

　　**【用法】**　水煎服（文火煎），每日1剂，空腹服，日服2~3次。

　　**【出处】**　郑孙谋献方。

　　**【主治】**　肾病综合征。

　　**【方药】**　黄芪五钱　山茱萸三钱　杜仲四钱　黄柏二钱　白茅根四钱　茯苓五钱　牡蛎七钱　金樱子四钱

　　**【用法】**　水煎服，每日上下午各服1次。每日1剂，。

　　**【加减】**　体虚易感冒者，加党参四钱，白术三钱；水肿未消、小溲短少者，茯苓改用茯苓皮，加大腹皮三钱，车前草三钱，薏苡仁七钱；口干烘热者，加生地五钱，麦冬、炒知母各三钱，菟丝子四钱；尿赤而见红细胞者，加大蓟、小蓟各四钱，阿胶珠三钱。

**【出处】** 蒋文照献方。


**【主治】** 肾病综合征。

**【方药】** 黄芪四钱　党参　炒白术　炒山药各三钱　甘草一钱三分　茯苓　泽泻　石韦　野山楂　丹参　制萸肉各三钱

**【用法】** 每日 1 剂。煎取头煎、二煎，分早晚 2 次温服，连服 10 天为 1 疗程。

**【出处】** 沈自意（《成都市秘方验方经验汇编》）。


**【主治】** 肾病综合征。

**【方药】** 炙黄芪　太子参　白术　生地　生山药　山萸肉　制黄精　枸杞子　菟丝子　益母草　白茅根各适量

**【用法】** 水煎服，每日 1 剂，分 3 次服。

**【加减】** 水肿，加茯苓、泽泻、车前子，重用益母草；尿蛋白多者，加蝉蜕、石韦、金樱子、芡实；血压高者，加夏枯草、怀牛膝、白菊花、钩藤；血尿，加旱莲草、仙鹤草。

**【出处】** 安效先献方。


**【主治】** 小儿肾病综合征。

**【方药】** 炙黄芪　党参　土茯苓　茯苓　泽泻　白茅根各五钱　车前　枸杞子　旱莲草　阳火叶各三钱

【用法】　水煎服，每日 1 剂，日服 3 次。

【加减】　尿蛋白高者，加蝉蜕、益母草；胆固醇高者，加仙茅、山楂；高血压，加山楂、牛膝、杜仲、牡蛎、龙骨、石决明；浮肿重者，加猪苓、大腹皮；尿中有颗粒管型，加连翘、白芍、瞿麦、萹蓄；食欲不振者，加佛手、焦三仙等。

【出处】　张玉乾献方。

【主治】　小儿肾病综合征。

【方药】　嫩苏梗三钱　制厚朴三钱　广陈皮　炒白术各二钱　肥知母　云茯苓各三钱　抽葫芦三钱　炒枳壳　麦冬　猪苓　泽泻各三钱　甘草二钱

【用法】　水煎服，每日 1 剂，日服 2 次。

【出处】　李少川（《吉林省中医验方秘方汇编》）。

【主治】　小儿肾病综合征。

【方药】　黄芪　牡蛎各十三钱　泽泻五钱　黑大豆十钱　大枣七枚

【用法】　每日 1 剂。上药用凉水浸泡 30 分钟，先煎牡蛎 30 分钟，再与余药混合，微火煎煮 40 分钟。每剂煎 2 次，将两次药液混匀，每日早晚各温服 1 次。

【出处】　姜正卿（《中医验方汇编》）。

# 四、肾结石

晶体物质在肾脏异常聚积而形成肾结石，此为泌尿系统的常见病、多发病，多发生于青壮年，且男性发病多于女性。

大多数的肾结石患者都存在不同程度的腰痛。

【主治】　肾结石。

【方药】　蕺耳根（又名猪鼻孔）二十斤

【用法】　用蒸馏器，蒸馏为 12000 毫升，每次服 120 毫升，一日三次，连服八九天后即可见效。

【提示】　服药十天后可在尿中寻得结石一二粒，则证明服药已见效。

【出处】　重庆市第一中医院谢任甫（《四川省中医秘方验方》）。

【主治】　肾结石、输尿管结石。

【方药】　葵子散、八正散去大黄；五苓散去术桂，加石韦、海金沙、萆薢、鱼枕骨、通草、琥珀、冬葵子等。

【提示】　用本方治疗 6 例，5 例效果良好。在结石下移后，因体虚不能排出时，重用黄芪、党参。

【出处】　北京中医二院第一门诊部（《中医名方汇编》）。

【主治】　肾结石。

【方药】　党参一两　金钱草一两三钱　海金沙六钱　滑石五钱　木通五钱　元胡五钱　川楝子五钱　车前子三钱

【用法】　每日一剂，分两次煎服，每次300毫升。

【提示】　本方亦可治疗输尿管结石和膀胱结石。

【出处】　王心春（《山西省中医经验献方汇编》）。

【主治】　肾结石。

【方药】　萹蓄草一两　飞滑石（包煎）五钱　金钱草一两　车前子（包煎）一两　赤苓五钱　猪苓五钱　甘草梢二钱

【用法】　每日1剂，水煎分2次服。

【出处】　王羲明献方。

【主治】　肾结石。

【方药】　木通五钱　车前子（包煎）五钱　萹蓄五钱　大黄五钱　滑石（包煎）六钱　甘草三钱　瞿麦五钱　栀子五钱　海金沙八钱　金钱草一两五钱　丹参六钱　灯心草一钱半

【用法】　以上药物共煎450毫升，每次服150毫升，日三次，服药后注意多饮水、多活动。

【提示】　本方还可以治疗膀胱结石和尿路结石。

【出处】　栗德林（《陕西省民间献方集》）。

【主治】　肾结石，尿路结石。

【方药】　生黄芪一两五钱　金钱草一两　鸡内金（研末冲服）

三钱　琥珀（冲服）三钱　芒硝（化服）三钱　胡桃肉一两　牛膝五钱
冬葵子一两五钱　滑石七钱

【用法】　水煎服，日一剂，分早晚两次服。

【出处】　陈培桂（《黑龙江省中医献方汇编》）。

【主治】　尿路结石。

【方药】　海金沙三两　苏琥珀十三钱　净芒硝三两　南硼
砂六钱半

【用法】　以上诸药共研成极细末，密箩筛过后，装瓶备
用。一日服 3 次，每次以白水送服一钱半至三钱。

【出处】　马骥（《十万金方》第三辑）。

【主治】　尿路结石。

【方药】　金钱草八钱　海金沙一至一钱半　鸡内金末（吞服）
五钱　萹蓄　瞿麦　生地　甘草梢各五钱　车前子四钱　石韦
大黄　栀子各三钱　牛膝三钱　琥珀末（吞服）二钱半

【用法】　每日 1 剂，每剂水煎 2 次，每次药量不少于
250 毫升，分两次空腹兑服内金、琥珀末。药后于结石部位
行热敷 25 分钟左右，半小时后再做 40 分钟左右跳跃运动。
以利结石下行。

【加减】　腰腹疼痛剧烈者，加元胡五钱；病久腰膝酸
软，加枸杞、枣皮；体倦纳少，加党参、怀山药、山楂肉；
尿血或尿常规红细胞多者，加白茅根。

【出处】　韩志坚（《河南省中医秘方验方经验方汇编》）。

【主治】 尿路结石。

【方药】 金钱草八钱 海金沙十二钱 鸡内金末（吞服）五钱 萹蓄 瞿麦 生地 甘草梢各五钱 车前子四钱 石韦 大黄 栀子各三钱 牛膝三钱 琥珀末（吞服）二钱半

【用法】 每日 1 剂，每剂水煎两次，共取药汁不少于 500 毫升，分 2 次空腹兑服内金、琥珀末。药后于结石部位行热敷 25 分钟左右，半小时后再做 40 分钟跳跃运动，以利结石下行。

【加减】 腰腹疼痛剧烈者，加元胡五钱；病久腰膝酸软，加枸杞、枣皮；体倦纳少，加党参、怀山药、山楂肉；尿血或尿常规红细胞多者，加白茅根。

【出处】 韩志坚（《天津市中医秘方集》）。


【主治】 尿路结石（包括肾结石在内）。

【方药】 琥珀二至三钱 海金沙（冲服）三钱 金钱草二至三两 滑石六钱 瞿麦 木通 萹蓄 车前子 猪苓 茯苓 泽泻各三至五钱 川牛膝三钱 甘草梢一钱

【用法】 水煎服，每日 1 剂，日服 2 次。

【加减】 促进结石排出，可加枳壳、枳实、厚朴、大黄、芒硝。

【提示】 服药后，微屈五指成空心掌，从上而下地拍打患侧腰部及腹部（以能耐受为度）；饮半小时后跑步或跳跃 15 分钟至半小时；待膀胱高度充盈有强烈尿意时，突然用力尿出至痰盂中，以观察有无结石排出。

【出处】 李兴培（《四川省中医秘方验方汇编》）。

【主治】 肾结石。

【方药】 金钱草 鸡内金各一两 海金沙八钱 石韦 冬葵子 当归 川芎 三棱 文术（又名莪术） 元柏 泽泻各六钱半 枳壳 甘草各五钱

【用法】 上药冷水浸泡 30 分钟后，文火水煎 20 分钟，取汁 300 毫升。分 3 次服。

【加减】 腰酸痛者，加山萸肉、杜仲各六钱半；有积水，加猪苓、茯苓皮各一两。

【出处】 黑龙江铁力市赵淑兰（《黑龙江省中医秘方验方汇编》）。

【主治】 肾、膀胱、输尿管、尿道结石。

【方药】 蝼蛄（土狗）十只 广郁金三钱 鸡内金五钱 焙火硝（隔纸焙黄）三钱 琥珀二钱 飞滑石三钱 炮山甲 硼砂各二钱 川牛膝五钱

【用法】 上药共研成极细末，瓶封备用。每日早、中、晚空腹各服 1 次，每次服一至三钱，用金钱草、海金沙各三钱至一两煎汤送服。

【禁忌】 治疗期间，忌食油腻、辛辣食物。

【出处】 程十于（《江西省民间中医经验方汇编》）。

# 五、肾囊肿

　　肾囊肿即肾脏出现单个或多个内含液体的良性囊肿，是一种常见的肾脏疾病。其中以单纯性肾囊肿最多见，其次是多囊肾，后者病变广泛，并可影响肾功能，需引起重视。

　　【主治】　肾囊肿。

　　【方药】　谷糠半斤　陈醋半斤

　　【制法】　把米糠炒热，用陈醋拌匀，布包。

　　【用法】　敷肾区。

　　【出处】　涿鹿县马维甫（《十万金方》第一辑）。

　　【主治】　多发性肾囊肿。

　　【方药】　熟地黄一两　炒山药六钱　蒸玉肉五钱　云茯苓五钱　福建夕一钱半　粉丹皮五钱　穿山甲四钱　盐小茴三钱　土鳖虫三钱　桃仁三钱　草红花三钱

　　【用法】　水煎服，日两次。

　　【加减】　纳差，加大砂王一钱半，白豆蔻一钱半；血压高，加夏枯草一两，旱莲草一两；腰痛，加川椒目三钱，辽细辛三钱；血尿，加白茅根一两，槐米四钱。

　　【出处】　赵琛（《吉林省中医经验方》）。

# 六、肾病水肿

　　肾脏是身体排出水分的主要器官，当肾脏患病时，水分不能及时排出体外，潴留体内则出现水肿。

　　水肿是肾病最常见的症状，轻者眼睑和面部水肿，重者全身水肿或伴有胸水、腹水。

【主治】　水肿（肾炎）。

【方剂】　大麦秆（去节，以新鲜者为佳）一两

【用法】　水煎，加白糖少许，当茶饮。

【出处】　西宁中医院冯树华（《中医验方汇编》）。

【主治】　肾脏性水肿。

【方药】　包谷须须二两

【制法】　水煎。

【用法】　内服，连服三剂。

【禁忌】　忌盐一月。

【出处】　白龙声（《中医采风录》第一集）。

【主治】　虚弱浮肿。

【方药】　构皮麻嫩尖一两

【制法】　煮稀饭一碗

【用法】　内服，每日一次，连用七日。

【出处】　张兴臣（《贵州民间方药集》增订本）。


【主治】　虚弱浮肿。

【方药】　仙人掌一两

【制法】　炖猪肉。

【用法】　汤肉一齐服用。

【出处】　胡玉森（《贵州民间方药集》增订本）。


【主治】　肾脏性水肿。

【方药】　石蒜大者一个，小者二个

【用法】　加蓖麻子二十至三十粒，合捣烂作饼。贴足心，每十小时换一次，约敷上七小时，小便即会增多。

【提示】　应配合内服五苓散以利水。

【禁忌】　孕妇忌贴用。

【出处】　尤溪县尤溪医院林昭晖（《福建省中医验方》第四集）。


【主治】　肾脏性水肿。

【方药】　凉伞草根（即珍珠凉伞）五钱

【用法】　合小母鸡一只炖服。

【加减】　身体衰弱者忌用。

【出处】　长汀县河田联合诊所李自翘（《福建省中医验方》第四集）。

【主治】 肾脏性水肿。

【方药】 洋桃瓣（又名六十瓣）二至四两

【用法】 水煎服。日二次，四小时一次。

【禁忌】 忌盐一百天。

【出处】 省中医进修学校第四期（《福建省中医验方》第四集）。

【主治】 肾脏性水肿。

【方药】 一枝香（即一枝花，又名茅羔菜）鲜的二两，干的八钱

【用法】 水煎服，日二三次。症状减轻时，可酌减分量。

【禁忌】 忌盐一百二十天。

【出处】 福州市升平社十四号王习芦（《福建省中医验方》第四集）。

【主治】 下水臌，消肿胀。

【方药】 六角茨一两　渊头鸡五钱

【制法】 加水三小碗，煎汤一小碗半。

【用法】 分三次，一日服完。

【出处】 易文轩（《贵州民间方药集》增订本）。

【主治】 水肿，脚浮肿。

【方药】 水高粱根一两　杨柳须根五钱

【制法】 加水煎汤。

【用法】 内服一剂，分三次用完。

【出处】 杨济中（《贵州民间方药集》增订本）。

**【主治】** 虚弱浮肿。

**【方药】** 夜汗苏三钱　猪尾巴根五钱

**【制法】** 炖猪肉半斤。

**【用法】** 将猪肉及汤服下。

**【出处】** 黄童璧（《贵州民间方药集》增订本）。


**【主治】** 水肿（肾炎）。

**【方剂】** 甘遂三钱　甘草五钱　薄荷叶一两

**【用法】** 熬水，用新毛巾洗之，每日早晚各一次。

**【出处】** 西宁中医院冯树华（《中医验方汇编》）。


**【主治】** 水肿，全身肿胀发亮。

**【方药】** 水高粱一两　水冬瓜一两　水菖蒲一两

**【制法】** 加水三小碗，煎汤一小碗半。

**【用法】** 分三次，一日服完。

**【出处】** 田明德（《贵州民间方药集》增订本）。


**【主治】** 面浮脚肿。

**【方药】** 八爪金龙二钱　五匹风三钱　灯心草五钱

**【制法】** 加水两小碗，煎汤一小碗。

**【用法】** 内服。

**【出处】** 张素珍（《贵州民间方药集》增订本）。


**【主治】** 腰脊酸痛，虚弱浮肿。

**【方药】** 水仙桃草　果实（水苦荬）五钱　杜仲果实五钱

**【制法】** 加烧酒半斤，浸泡三天左右。

【用法】 内服酒浸液，每日三次，每次一酒杯。

【出处】 汪天福（《贵州民间方药集》增订本）。

【主治】 肾脏性水肿。

【方药】 油麻蒿五钱　柚皮三钱　茯苓皮五钱

【用法】 将上药研为细末，用旧葫芦壳煎汤冲服。

【提示】 本方有行气利尿作用，故可消肿。

【出处】 顺昌县郑绍棠（《福建省中医验方》第四集）。

【主治】 肾脏性水肿。

【方药】 莱菔壳（烧存性）一两　茯苓五钱　怀山四钱

【用法】 研末为丸如豆大，每服十粒，小儿减半，早晚各一次，开水送服。

【出处】 莆田县黄蒲山、许元春（《福建省中医验方》第四集）。

【主治】 肾炎水肿。

【方药】 槟榔三钱　广木香四钱　砂仁四钱　猪肚（猪胃）蒜头二两

【用法】 用猪肚一个去胶膜，将上药装满温火熟之。内服后若大便很硬，可加甘遂五钱。

【提示】 忌用盐。

【出处】 黄加棵（《中医名方汇编》）。

【主治】 肾炎水肿。

【方药】 五皮饮加前仁、连翘、银花、木通

**【制法】** 水煎。

**【用法】** 内服。

**【加减】** 便秘者加硝黄。

**【禁忌】** 服药期忌食盐物。

**【出处】** 顾烈（《中医采风录》第一集）。


**【主治】** 肾炎水肿。

**【方剂】** 陈皮二钱　连翘三钱　莱菔子二钱　五加皮二钱　半夏二钱　焦山楂二钱　大腹皮（酒洗）二钱　赤小豆二钱　茯苓三钱　神曲二钱　桑白皮三钱　白通草一钱

**【用法】** 水煎服。

**【出处】** 西宁中医院冯树华（《中医验方汇编》）。

**【主治】** 肿胀（慢性肾炎）。

**【方药】** 熟地五钱　山药五钱　枣皮三钱　茯苓八钱　牛膝三钱　前仁三钱　泽泻三钱　丹皮三钱　肉桂一钱　附片二钱　鸡内金一两　谷芽一两　蜂蜜适量

**【制法】** 共焙焦研末，炼蜜为丸。

**【用法】** 每日服三次，每次服三~四钱。

**【出处】** 孝感专署（《湖北验方集锦》第一集）。


**【主治】** 肾病水肿（三代秘方）。

**【方药】** 茨包头（又名破凉伞）　三月泡根（俗名苞尔刺）　吐丝草根（药名海金沙）　酸筋草（俗名酸黄瓜草）　猪牙瓣　通草根　蓝草花根各四两

**【制法】** 猪肉半斤（不放盐），合上药加水同炖。

【用法】 内服。

【加减】 口渴者加麦冬四两。

【出处】 民间单方（《中医采风录》第一集）。


【主治】 急性肾水肿（即风水）。

【症状】 发热恶寒，周身浮肿，小便短少，腰身酸痛，喘息挟痰。

【治则】 散风消肿利水，上下分治。

【方药】 麻黄三分　桂枝四分　独活八分　防风八分　防己一钱　苏子一钱五分　苏叶八分　黄芪皮四钱　云苓皮各三钱　广皮二钱　桑皮一钱　冬瓜皮四钱　生杏薏仁各一钱五分　饭赤豆杵五钱　桑寄生三钱　腹满可加椒目五分　姜皮一钱　红枣七个

待热退消肿气平后，治以温补脾胃：黄芪皮二钱　炒白术三钱　炒广皮一钱五分　防风四分　防己一钱　大潞党三钱　生熟薏仁各一钱　云茯苓三钱　炒山药三钱　炒冬瓜皮三钱　金匮肾气丸（包煎）一钱五分

服上方数剂后微肿全消，续服下方：生炙黄芪各三钱　炙甘草一钱　大潞党三钱　茯苓神各一钱五分　潼沙苑三钱　白蒺藜一钱　广皮一钱五分　净芡实一钱五分　桃仁泥五分　炒冬术一钱五分　炒山药一钱五分　饭赤豆四钱　炒当归一钱五分　酒洗巴戟天一钱五分　防风三分　胡桃肉（不去衣）四钱　干鲍鱼（切片）三钱

【出处】 邹云翔（《中医验方交流集》）。


【主治】 亚急性肾水肿。

【方药】 黄芪皮四钱　炒潞党三钱　云苓皮各三钱　炒白术三钱　防风六分　防己一钱　鲜姜皮一钱　黑红枣各五个　生薏

仁一钱五分　炒广皮二钱　五加皮三钱　饭赤豆杵三钱　金匮肾气丸（包煎）三钱

【加减】　苔白，加川朴三分，制附子三分；气短，加桂皮三分；腰酸，加酒炒杜仲、酒洗巴戟天。

【出处】　邹云翔（《中医验方交流集》）。

【主治】　慢性肾炎，水肿。

【方药】　熟附子（先煎）三钱　紫油桂（后下）二钱　潞党参　生白术各五钱　大腹皮四钱　广木香三钱　上沉香（后下）二钱　泽泻　猪苓　茯苓各五钱

【用法】　水煎服，每日1剂，日服2次。

【加减】　心悸怔忡者，红参一钱半代换党参，加白芍四钱；畏寒、肢冷不著者，去熟附子，肉桂剂量可酌减；胀满甚者，去熟附子、潞党参，加槟榔、郁李仁各三钱。

【提示】　本方治水肿，以舌淡、脉沉微、畏冷、便溏为标准。

【出处】　郭桂琴（《四川省中医秘方验方汇编》）。

【主治】　慢性肾炎水肿，兼有外感表证者。

【方药】　净麻黄五分至一钱　生石膏　冬瓜子各五钱　冬瓜皮一两　葶苈子　旋覆花（包）　白芥子　光杏仁各三钱　苍术　白术各一钱半　生甘草一钱

【用法】　水煎服，每日1剂，日服2次。

【出处】　张大杜（《重庆市中医经验方汇编》）。

**【主治】** 慢性肾炎水肿。

**【方药】** 生黄芪 茯苓皮各十钱 青防风 防己 陈皮 生姜皮各三钱 大腹皮四钱 白术 淡附片各五钱 桂枝一钱半

**【用法】** 水煎服,每日1剂,日服2次。

**【出处】** 成都市1975年中医学术经验交流会《资料选编》(内部资料)。

**【主治】** 慢性肾炎水肿(阴水)。

**【方药】** 熟地六钱 山萸肉三钱 黄芪五钱 玉米须四钱 益母草 泽泻各三钱 山药六钱 秋蝉衣一钱 紫苏叶二钱 丹皮三钱 桃仁五粒

**【用法】** 水煎服(文火煎),每日1剂,空腹服,日服2~3次。

**【加减】** 蛋白尿多者,可重用黄芪至十钱;白细胞多者,加马齿苋八钱,红细胞多者,加血余炭、黑蒲黄各三钱(布包);尿少者,加怀牛膝三钱,车前子三钱(布包)。

**【出处】** 郑孙谋献方。

**【主治】** 肾炎重症,全身水肿。

**【方药】** 麻黄 白术 白芍 陈皮 木通 熟附片各三钱 知母 泽泻 炒地肤子 车前草 红饭豆 茯苓 炒麦芽各五钱 北细辛八分 桂枝一钱半 生姜二片

**【用法】** 先用开水泡药,后用慢火熬2小时,滤汁;再加开水1碗,将药渣搅匀,火上熬开、待冷。两煎混合,分4次温服,每2日服1剂。

**【提示】** 本方服后,如无不良反应,可连服5剂至7剂为 1 疗程；停药观察两周，如病有反复，再服 1 个疗程。

【出处】 张遗臣（《青海省中医经验方汇编》）。

【主治】 水肿（肾炎尿毒症）。

【方药】 炙天雄一钱半 牡桂 麻黄 知母各三钱 炙甘草一钱半 生姜三钱 大枣七枚

【用法】 用清水 3 杯，先煎麻黄吹去沫，次入诸药煎 8 分钟，日夜作 3 服，每日 1 剂。

【提示】 天雄可用附子代，牡桂可用肉桂代。

【出处】 白依山（《云南省秘方验方集》）。

# 七、水肿

　　肾病的主要症状是水肿，但是水肿并不都是因为肾病引起，尤其是很多全身性水肿，常可见心源性水肿、肾源性水肿、肝源性水肿、营养不良性水肿、黏液性水肿、特发性水肿、药源性水肿、老年性水肿等。

　　中医认为，水肿是由于感受外邪，或饮食失调、或劳倦过度等，使肺失宣降通调、脾失健运、肾失开合、膀胱气化失常导致。中医药治疗具有良好的疗效。

　　【主治】　全身水肿。

　　【方名】　鲤鱼汤

　　【方药】　大鲤鱼一条（至斤者佳）　　红糖四两　　红萝茶四两

　　【制法】　大鲤鱼去净肠鳞，大蒜去皮、填满鱼腹。将鱼架在稀箅上置大锅内，清水煎红糖与茶蒸鱼，以鱼熟为度，食鱼饮汤，一顿不尽，则二顿服完。

　　【出处】　冀县范迈千（《十万金方》第二辑）。

　　【主治】　水肿水臌。

　　【方药】　远志肉一斤

　　【制法】　晒干不用火烤，研极细末。

【用法】 每服一钱半，开水送下。服后吐泻污水，患者呈极度疲困状态，此无妨。当令其休息，病愈后，仍要继续服完为止，以免复发。

【提示】 本方为一非医者传授，其言曾治愈类似患者很多。我曾治一腹水患者，确实有效。且本方无毒，较甘遂等味缓和，可以推广试验。

【出处】 西安市中医进修班午雪峤（《中医验方秘方汇集》）。

【主治】 四肢及全身浮肿，阴囊亦肿。

【方药】 蚕豆眉五钱

【用法】 煎汤服。

【出处】 杭州市许甘临（《浙江中医秘方验方集》第一辑）。

【主治】 水肿，小便不利。

【方药】 棒子绒（即玉黍蜀穗上的花红线）

【用法】 成人每次水煎五至十个，内服。

【出处】 武邑县赵丙午（《十万金方》第二辑）。

【主治】 各种水肿。

【方药】 老君须一两　地枇杷（一名牛托鼻）一两

【用法】 炖酒服。

【提示】 疟母痞块用根一两和鲫鱼四条，炖黄酒服。每日一次，三服后当下瘀血，痞块亦消。

【出处】 惠安县东园联合诊所黄邦庆（《福建省中医验

方》第四集)。

【主治】 水肿、虚肿等症。

【方药】 猪肚—个 大蒜四两

【制法和用法】 将猪肚洗净，大蒜放猪肚内，不放盐，用线缝好。桑树柴文武火炖熟餐服。重者五剂，轻者三剂，服后一个月内不能吃冷物和食盐。

【出处】 贵溪卫协分会苏一中(《江西省中医验方秘方集》第三集)。

【主治】 水肿。

【方药】 甘遂 二丑各等分

【制法】 共为细末。

【用法】 每服三至四钱，开水冲服。但须视病者年龄及体质强弱，酌情加减。服后数小时，觉四肢之水即向腹内吸收，过时即想大便，便下之物初则混有粪便，以后全呈清水。服两次后如水已下完，停止用药，接服六君子汤两三剂；如水未完，服六君子汤后再服前药一二次，以水尽为止。

【禁忌】 服药后，忌食盐百日，以防复发。

【出处】 西安市中医进修班申仲和(《中医验方秘方汇集》)。

【主治】 水肿病至两腿，流黄水，不能吃。

【方药】 甘遂三钱 鲫鱼—条十两重

【制法】 将甘遂在河内洗过百次后阴干，研为细末，再将鲫鱼剖腹去脏腑，洗净，将甘遂末装入，以白面包住，放麦糠火内焙黄后去面壳。

【用法】 去鲫鱼刺，一次吃完。

【治验】 一病人在上午十时服药后，下午四时即开始由大小便排水，第二日早晨竟成瘦人，感觉饥饿，吃两碗无盐挂面后尚欲再吃，七八日后，病状俱无。

【禁忌】 百日内不要吃盐。

【出处】 西安市中医进修班朱登朝（《中医验方秘方汇集》）。

【主治】 水肿。

【方药】 鲤鱼一尾一斤重左右　赤豆一两

【用法】 煮烂，少加糖，一顿服完。

【提示】 赤豆，是杜赤豆，或称饭赤豆，不是相思子，不能混用，二物均有利小便、退水肿作用。

【出处】 龙泉县验方（《浙江中医秘方验方集》第一辑）。

【主治】 病后水肿。

【方药】 白茅根　赤豆

【用法】 上药煮烂，去茅根，连赤豆和汤共服。

【提示】 白茅根、杜赤豆，可用一两至二两。

【出处】 龙泉县验方（《浙江中医秘方验方集》第一辑）。

【主治】 水肿、血肿、气肿。

【方名】 三仙散

【方药】 防己　泽兰叶各等分

【用法】 为细末，每日服一次，每次服三钱，服至数日后即能见效。

【出处】 怀安县王占贤（《十万金方》第二辑）。

【主治】 水肿。

【方药】 土狗（焙干）四只　砂仁三钱

【制法】 二药共碾细末。

【用法】 每日服三次，每次一钱至二钱，用酒调服。

【出处】 公安县（《湖北验方集锦》第一集）。

【主治】 水肿。

【方药】 夏枯草　八月瓜根　四方消草（连根）

【用法】 炖猪肉吃。

【出处】 奉节县傅继元（《四川省医方采风录》第一辑）。

【主治】 水肿。

【方药】 丑牛一两　槟榔二两　广香二钱

【制法】 共研细末，红糖为丸。

【用法】 早晚饭前服，每次服二钱，白开水送下。

【出处】 潼款曲县秦绍先（《四川省医方采风录》第一辑）。

【主治】 肿胀病。

【方药】 商陆八钱　甘遂五钱　豆霜一钱

【制法】 共为细面。面糊为丸如绿豆大，朱砂为衣。

【用法】　每次一个，一天一次，可兼服五皮饮加减。

【出处】　获鹿县苗玉华（《十万金方》第二辑）。

【主治】　水肿。

【方药】　丑牛五钱　前仁四钱　肉桂二钱　甘遂二钱

【用法】　用水煎服。

【出处】　潼南县向之翰（《四川省医方采风录》第一辑）。

【主治】　水肿。

【方药】　真沉香一两　琥珀一两　甘遂五钱　丑牛五钱

【制法】　共研细末。

【用法】　每次服三钱，用白开水送下。

【出处】　安县刘夏伯（《四川省医方采风录》第一辑）。

【主治】　水肿初起，全身四肢均肿，皮色光亮，小便不利。

【方药】　商陆　木通　大蒜　生姜各一两

【用法】　将药共入绢袋中，赤小豆一升，水二升，与药袋同煮，以豆熟为度，去药食豆，嫌难吃可略加白糖，病重者连服二至三料。

【提示】　去药食豆，缓治之法也，体虚者可用。

【出处】　吴兴县凌拙甚（《浙江中医秘方验方集》第一辑）。

【主治】　水肿病。

【方药】　车前子一两　茯苓二两　王不留行五钱　上肉桂

五分　赤小豆三钱

【制法】　水煎。

【用法】　内服。

【出处】　王心一（《中医采风录》第一集）。


【主治】　水肿。

【方药】　通草根　山胡椒根　臭牡丹根　活麻草根　打碗根　大麦王各一两

【用法】　布包，炖猪肉食。

【出处】　奉节县张岳香（《四川省医方采风录》第一辑）。


【主治】　气臌水肿。

【方药】　红花二钱　甘遂二钱　木香二钱　葶苈子一钱五分　芫花一钱

【制法】　共为细末，白面糊为丸，匀七丸。

【用法】　每次服一丸，用白萝卜煎水送下。

【出处】　赤城县宋殿林（《十万金方》第二辑）。


【主治】　水肿溺短。

【方药】　芫花一两　前仁一两　廷力五钱　甘遂五钱　川下一两　广香五钱

【制法】　共为细末，米糊为丸。

【用法】　每日服一次，每次三钱。

【出处】　公安县（《湖北验方集锦》第一集）。

【主治】 水肿病。

【方药】 当归　桂枝　白芍　细辛　木通　生姜　丑牛

【制法】 水煎。

【用法】 内服。

【出处】 王心一（《中医采风录》第一集）。

【主治】 水肿。

【方药】 香附　萝卜子　菟丝子　马槟榔　黄精子　丑牛　细辛　甘草　隔山消各等分

【制法】 共研细末。

【用法】 每次服二钱，用白开水冲服。

【出处】 万县专区中医代表会（《四川省医方采风录》第一辑）。

【主治】 水肿。

【方药】 贝母三钱　冬瓜仁三钱　杏仁三钱　苏子三钱　苇茎五钱　前仁三钱　桃仁三钱

【用法】 用水煎服。服后如四肢肿消而腹大未消者，用绿壳鸭蛋一个，芒硝一钱，装入蛋内封固，蒸热食。

【出处】 宣汉县中医代表会（《四川省医方采风录》第一辑）。

【主治】 水肿。

【方药】 青矾（煅）四两　苍术二两　神曲一两五钱　桔梗一两　枳壳一两　陈皮二钱　大枣八钱

【制法】 大枣去核捣如泥，和红糖蒸，余药研末，共和为丸。

【用法】 每次服三钱，用白开水送下，后服补中益气汤调理。

【出处】 奉节县乔功廷（《四川省医方采风录》第一辑）。

【主治】 水肿。

【方药】 茵陈一两　茯苓五钱　针砂三钱　青矾（煅）五钱厚朴三钱　砂仁三钱　朱砂二钱　白蜡五钱　苍术三钱

【制法】 共研末为丸。

【用法】 每次服五钱，用白开水送下，以愈为度。

【出处】 内江县李明盛（《四川省医方采风录》第一辑）。

【主治】 颜面及全身水肿，小便不利，咳嗽气喘等。

【方药】 白术三钱　泽泻三钱　猪苓二钱　茯苓三钱　桂枝二钱　大腹皮三钱　桑白皮三钱　陈皮三钱　车前子三钱　木通一钱半　甘草二钱　黑豆五钱

【制法及用法】 用水三茶杯，煎至一茶杯，清出，饭前温服。隔三小时，渣再煎服。

【提示】 若咳嗽气喘者，加杏仁二钱，苏子二钱，川朴二钱。

【禁忌】 孕妇减去木通。

【出处】 （《青海中医验方汇编》）。

【主治】 水肿，小便短少，气短，喘嗽等。

【方药】 茯苓八钱　桂枝三钱　白术三钱　甘草一钱半　腹

皮 二钱　车前子三钱　橙心一钱　竹叶一钱　泽泻三钱　黑豆一两

　　【制法及用法】　用水三茶杯，煎至一茶杯，清出，饭前温服。隔三小时，渣再煎服。

　　【出处】　(《青海中医验方汇编》)。

　　【主治】　水肿，小便不利，全身肿胀等。

　　【方药】　车前三钱　牛膝三钱　生地二钱　丹皮一钱半　山芋二钱　山药三钱　茯苓四钱　泽泻三钱　桂枝二钱　附片一钱半

　　【制法及用法】　用开水三茶杯，煎至一茶杯，清出，饭前温服。隔三小时，渣再煎服。

　　【禁忌】　孕妇忌服。

　　【出处】　(《青海中医验方汇编》)。

　　【主治】　颜面全身浮肿，尿少。

　　【方药】　生麻黄七分　汉防己二钱　茯苓皮三钱　大腹绒二钱　广橘红一钱五分　生米仁三钱　川羌活八分　生姜皮三钱

　　【用法】　煎服。

　　【提示】　本方祛风、化湿、利小便，方药组成甚适当。

　　【出处】　建德县周志鸿 (《浙江中医秘方验方集》第一辑)。

　　【主治】　水肿，风湿相搏，一身尽肿，气喘恶风，小便不利。

　　【方药】　麻黄钱半　石膏三钱　厚附片一钱半　杏仁三钱　茯苓三钱　甘草一钱　生姜四片　大枣四枚

【用法】　水煎服，复取微汗。

【提示】　此金匮越婢加减法也，石膏、附子并用，治水肿甚有效。

【出处】　周岐隐（《浙江中医秘方验方集》第一辑）。

【主治】　水肿。

【方药】　茯苓皮二钱　桑白皮一钱半　地骨皮二钱　新会皮一钱　大腹皮一钱　绵茵陈一钱半　白木香一钱　福泽泻一钱半　猪苓一钱

【用法】　水煎服。

【出处】　乐清县验方（《浙江中医秘方验方集》第一辑）。

【主治】　气肿、水肿。

【方药】　牙皂　乌梅　桃仁　大黄　葶苈　大戟　芫花　甘遂　枳壳（炒）　神曲　麦芽　青皮各二钱

【制法】　炼蜜为丸，每丸三钱重。

【用法】　水肿用茶水送下，气肿用黄酒送下。

【禁忌】　忌食盐。

【出处】　获鹿县杨录妮（《十万金方》第二辑）。

【主治】　周身肿大，不能弯腰，腹大如箕，耳鸣腹痛，饮食不入。

【方药】　内服方：漂白术三钱　云苓四钱　泽泻三钱　猪苓三钱　西茵陈三钱　菖蒲三钱　防己三钱　陈皮三钱　双术三钱　骥制半夏二钱

外敷方：川硝<sub>四两</sub>　葱白<sub>切碎一两</sub>

**【制法及用法】**　内服药：水煎服。

外敷药：将二药放锅内炒热，用布包好，敷于肚脐上，一天敷一次，敷四小时，共敷三四天（但应敷一次就配一次药），功效甚为显著。

**【出处】**　公安县（《湖北验方集锦》第一集）。

**【主治】**　头身面目微发黄肿，倦怠，膝软无力，懒走动，心悸，饮食如常，经年累月不愈。

**【方药】**　青矾<sub>四两</sub>　当归<sub>二两</sub>　甘草<sub>五钱</sub>　桃仁<sub>二两</sub>　肉桂<sub>钱半</sub>　朱砂<sub>一二钱</sub>　麻油<sub>四两</sub>　白蜜<sub>四两</sub>

**【用法】**　先把青矾用麻油烧成灰（用铜瓢烧），次把当归、甘草、桃仁三味放铜瓢内用麻油炒成黑炭，再把肉桂同上药共研细末，白蜜为丸，朱砂为衣。每日服两次，每次服三钱，老小酌减。轻者一料愈，重者再服一料。

**【治验】**　本病农村中一至三年不愈者最多，服本方最效，但服药期间不可吃公鸡、鲤鱼，愈后多服十全大补丸，女的可间服归脾丸，以资恢复。愈后勿吃干鱼、芋头、鸭、鹅肉及酸腌菜等。

**【出处】**　零陵中医陈绍尧（《湖南省中医单方验方》第二辑）。

**【主治】**　水肿。

**【方药】**　大生地<sub>一两</sub>　公丁香　干姜　生远志　黄芩　桂枝　蒲公英<sub>各三钱</sub>　知母<sub>六钱半</sub>　甘草<sub>二钱半</sub>　大枣<sub>十枚</sub>

**【用法】**　水煎服，每日1剂，日服2次。

【提示】 本方是吉林已故名老中医段英廉验方。

【出处】 郭晓芬（《吉林省中医经验方》）。

【主治】 妊娠水肿。

【方药】 黄芪一两　大腹皮五钱　白术六钱半　当归五钱　茯苓六钱半　党参五钱　山药一两　泽泻三钱　车前草五钱

【用法】 水煎服，每日1剂，日服2次。

【加减】 兼肾阳虚者，去党参、当归，加制附子、白芍各五钱，生姜3片；兼食欲不振者，加山楂五钱，神曲五钱。

【出处】 杜中语（《浙江省中医验方汇编》）。

【主治】 急性荨麻疹水肿。

【方药】 荆芥穗　防风　僵蚕　紫背浮萍　生甘草各二钱　金银花四钱　牛蒡子　丹皮　干地黄　黄芩各三钱　薄荷　蝉衣各一钱半

【用法】 水煎服，每日1剂，日服2次。

【加减】 恶寒重、发热轻，风团皮损偏白者，去薄荷，重用荆芥，也可加干姜皮；若兼见高热，可增加服药次数，即日服4次。

【出处】 赵之处（《十万金方》第九辑）。

【主治】 急性胰腺炎所致水肿。

【方药】 生大黄五钱　厚朴　炒枳壳　广木香各三钱　蒲公英一两　柴胡　黄芩各五钱　茵陈一两

【用法】 水煎服，每日1剂，分2次服，每隔6小时服

1次。

【加减】 大便秘结者，加玄明粉四钱（冲服）；腹胀严重者，加槟榔五钱，川楝子三钱；呕吐严重者，加姜竹茹三钱，代赭石五钱。

【出处】 瞿惟凯（《北京中医医院经验方荟萃》）。

# 八、尿毒症

尿毒症不是一个独立的疾病，而是慢性肾功能衰竭进入终末阶段时出现的一系列临床表现的综合征。简单来说，慢性肾衰的终末期即为人们常说的尿毒症。

中医中药在治疗尿毒症方面有一定疗效，值得参考借鉴。

【主治】 慢性肾炎尿毒症，胃口差。

【方药】 ①先用独参汤挽回胃机能。老山人参八钱，以水三碗煎至一碗，顿服。

②转用六君子汤：移山参　白术　茯苓　炙草　清夏广皮

【治验】 疗程一个月，使血中非蛋白氮下降及肾功好转。

【出处】 北京中医研究院（《中医名方汇编》）。

【主治】 慢性肾炎尿毒症。

【治则】 多从伏热内燔、邪入心包论治，治以咸寒入营、苦降泄热。

【方药】 乌犀角一钱　生地黄一两　杭白芍八钱　粉丹皮

四钱　活磁石一两　淡子芩四钱　云茯苓八钱　生石决明一两　怀牛膝八钱　炒黑栀八钱　淡竹茹一两

**【用法】**　加水 800 毫升，煎至 400 毫升，分四次服。每日一剂，共服 20 剂。

**【出处】**　(《中医名方汇编》)。

**【主治】**　尿毒症。

**【方药】**　穿破石　绣花针各十钱　忍冬藤　钩藤根　淡竹根各五钱

**【用法】**　水煎服，每日 1 剂，日服 2 次。

**【加减】**　肾阳虚者，加金匮肾气丸；肾阴虚者、加六味地黄丸。

**【出处】**　成都市 1975 年中医学术经验交流会《资料选编》(内部资料)。

**【主治】**　慢性肾炎尿毒症。

**【方药】**　蒲公英一至二两　苡仁一至二两　白头翁一两　生大黄（后下）五至六钱

**【用法】**　将上述药物浓煎至 200 毫升，作保留灌肠。

**【出处】**　邓显之 (《浙江省中医验方汇编》)。

**【主治】**　慢性肾炎尿毒症。

**【方药】**　西洋参　川三七　鸡内金　琥珀　珍珠粉各三钱　麝香一分

**【用法】**　上药共研细末，调匀，贮瓶备用，勿泄气。每次服六分，日服 2~3 次。可用温开水送服。

**【加减】** 肾阳虚、四肢不温，加肉桂六分（研末调匀）；若惊悸抽搐，加羚羊角粉六分；若烦躁不眠、风痰壅盛，配服至宝丹5丸（如梧桐子大）；若痰壅气闭，不省人事，配服苏合香丸1粒。

**【提示】** 本方是慢性肾炎出现病情恶化或伴发其他症状之应急方，疗效显著。

**【出处】** 杜中语（《浙江省中医验方汇编》）。

**【主治】** 慢性肾炎尿毒症，无尿。

**【方药】** 桃仁三钱 大黄（后下）三钱 桂枝二钱 甘草一钱 川牛膝三钱 芒硝（冲服）五钱 田三七粉（冲服）三分

**【用法】** 每日一剂，水煎两次后将药汁混合，分两次服，每次100~200毫升，服至诸症渐减或痊愈为度。

**【提示】** 本方适宜于瘀血阻滞所致的患者。

**【出处】** 龚琼模（《浙江省中医验方汇编》）。

**【主治】** 尿毒症。

**【方药】** ①熟附子三钱 肉桂心六分（焗服，或桂枝三钱）白芍 云苓 白术各五钱 生姜三钱 猪苓 云苓皮 益母草各一两

②大黄 槐花 崩大碗各一两 苏叶三钱 益母草一两

**【用法】** 方①为内服方，每日1剂，水煎服，日服2次。方②为灌肠方，加水煎至200毫升，紫金锭3片，熔化，保留灌肠，上两方宜同用。

**【出处】** 姚谦（《十万金方》第十辑）。

【主治】　肾炎尿毒症，水肿。

【方药】　炙天雄一钱半　牡桂三钱　麻黄三钱　知母三钱　炙甘草一钱半　生姜三钱　大枣七枚

【用法】　水三杯，先煎麻黄吹去沫，次入诸药煮8分钟，日夜作三服。

【提示】　天雄可用附子代，牡桂可用肉桂代。

【出处】　白依山（《云南省秘方验方集》）。

【主治】　尿毒症，恶心欲吐。

【方药】　藿香六钱　佩兰六钱　苏梗五钱　陈皮五钱　半夏五钱　白蔻五钱　生姜三钱　葱白三钱　食盐一斤

【用法】　先将前六味药粉碎，用姜、葱、盐共入锅炒热，装入纱布袋内外敷肚脐上，隔日换药1次，两日后恶心欲吐止。

【出处】　王自敏（《贵州省中医献方经验方汇编》）。

【主治】　尿毒症，证属脾肾阳虚者。

【方药】　红参一钱半　制附片（先煎）三钱　生姜三钱　白芍四钱　焦白术四钱　云苓四钱　淫羊霍四钱　巴戟三钱　菟丝子四钱　益智仁三钱　枸杞子四钱

【用法】　每日一剂，水煎早、晚服。

【出处】　蒋慧钧（《黑龙江省中医献方汇编》）。

【主治】　急性肾功能衰竭，小便癃闭。

【方药】　熟附子四钱　肉桂（焗）一钱半　党参　黄芪各一两　茯苓一两半　槟榔四钱　木香三钱　厚朴四钱　黑白丑三钱　车前

子　泽泻各一两

【用法】　每日1剂，水煎，晚上1次服。

【出处】　李家祝（《陕西省民间献方集》）。


【主治】　急慢性肾炎等所致的急性肾功能衰竭。

【方药】　徐长卿五钱　白茅根三钱　木通二钱　冬葵子十钱
滑石二十钱　槟榔二钱　瞿麦五钱

【用法】　上药共研细末，每用五钱，加清水煎煮后，冲
芒硝一钱为1剂。每日温服2剂，早晚各服1次。

【加减】　血尿者，加小蓟炭、生地、丹皮、琥珀；蛋白
尿者，加黄芪、知母、黄柏、地茄。

【出处】　潘澄濂献方。


【主治】　尿毒症。

【方药】　茯苓五钱　白术四钱　附片三钱　白芍四钱　西洋
参二钱　黄连一钱五分　苏叶三钱　猪苓　泽泻各五钱　生姜四钱

【用法】　附片加清水煎半小时，再入余药同煎两次，每
次文火煎半小时，滤汁混匀分两次服。重者可日服1剂半，
分3次服。

【出处】　何炎燊（《浙江省中医验方》）。


【主治】　尿毒症。

【方药】　茯苓五钱　白术四钱　附片三钱　白芍四钱　西洋
参二钱　黄连一钱半　苏叶三钱　猪苓　泽泻各五钱　生姜四钱

【用法】　附片加清水煎半小时，再入余药同煎两次，每
次文火煎半小时，滤汁混匀分两次服。重者可日服1剂半，

分 3 次服。

【加减】 眩晕、头晕、血压过高者，加桑寄生、钩藤、草决明、怀牛膝；足胫拘挛疼痛者，酌加木瓜、川牛膝、白芍至五钱。

【出处】 孙明友（《重庆市中医经验方汇编》）。

【主治】 尿毒症。

【方药】 川芎四钱 黑丑七钱 大黄（后下） 黄芩各五钱 黄连三钱 薄荷三钱 滑石 苏叶各十钱 鲜崩大碗（绞汁）一百六十钱

【用法】 每日 1 剂，上药加水 1200 毫升，煎药得 300 毫升，入大黄，微火煮沸 3 分钟，去渣。另将鲜崩大碗温开水洗数遍，捣烂后绞取汁约 200 毫升左右，和药液混匀，1 日分 3 次服。

【加减】 闭尿不通，加川牛膝五钱，地龙四钱。

【出处】 何炎燊（《浙江省中医验方》）。

【主治】 尿毒症。

【方药】 熟附块（先煎） 姜半夏各三至五钱 生大黄（后下）二至五钱 紫苏十钱 绿豆 落得打各五至十钱 六月雪十至二十钱 党参四至十钱 川黄连一钱 生甘草二钱 炒白术四钱

【用法】 水煎服，每日 1 剂，日服 2 次。

【加减】 呕吐甚者，以生半夏代姜半夏，常用三至四钱；尿毒氮较高者，可加用大黄、煅龙骨、煅牡蛎、六月雪各十钱，熟附块四钱。

【出处】 毛如宝（《云南省验方秘方汇编手册》）。

【主治】 尿毒症。

【方药】 附子（先煎）五钱至一两五钱　大黄（后下）五钱至一两五钱　半夏五钱　人参五钱　茯苓一两　陈皮五钱　川朴五钱　五味子六钱　麦冬五钱　车前子一两三钱　冬虫夏草二钱半　丹参一两三钱

【用法】 每日一剂，水煎早、晚服。

【出处】 孙明友（《重庆市中医经验方汇编》）。

【主治】 尿毒症。

【方药】 白扁豆八至十钱　赤小豆　茯苓各五钱　麻黄二钱　桂枝　赤芍　土鳖虫　车前草　桃树皮　地肤子　泽泻各三钱　熟附片二至三钱　细辛一钱　糯米草五钱　川牛膝　花槟榔各二钱

【用法】 每日1剂（重者2剂）。水煎服，日服3～6次。

【加减】 妇女，加当归三钱，益母草五钱；白细胞偏多，加金银花、生黄芪三至五钱；红细胞偏多，加白茅根、仙鹤草各五钱；尿混浊，加萆薢、乌药各五钱；合并尿毒症，去赤芍、槟榔，重用白扁豆，加知母、川柏、白芍各三钱，麦芽、白术、蒲公英各五钱，干姜、土狗各二钱；尿中蛋白持久不消，加三七、血竭各二钱。

【提示】 本方为程氏祖传秘方。

【出处】 程爵棠献方。

【主治】 尿毒症前期。

【方药】 ①灌肠排毒法：制附子四钱　川军五钱　细辛一

钱　牡蛎一两　水煎 2 次合 400 毫升，作保留灌肠用，每次 200 毫升，每日 2 次

②改善肾功能（适用于脾肾阳虚型）：炮附子　白术　吴茱萸　制半夏　肉桂　山萸　山药　菟丝子　巴戟天　补骨脂　茯苓　党参　当归　琥珀　泽泻　水煎服，每日 1 剂。

**【出处】**　姚谦（《十万金方》第十辑）。

**【主治】**　慢性肾炎兼尿毒症。

**【方药】**　白扁豆一斤　红饭豆五两　焦白术　白茯苓　熟附片　泽泻　麻黄　桂枝　炒芍　车前子　炒黄柏　木通　陈皮各八钱　炒知母　炒地肤子　麦芽　甘草　细辛　干姜各一两　干虫（土鳖）　干蝼蛄（土狗）各三十六个

**【用法】**　上药共炒，以白扁豆焦枯为度，研极细末，贮瓶密贮。每次服二钱，饭前以米汤调服；或干嚼，以少量开水送服。每日 3 次，病重者可连服 3 剂。

**【加减】**　妇女患者，加茺蔚子、泽泻、当归八钱。

**【出处】**　冯瑞华（《四川省中医秘方验方汇编》）。

**【主治】**　慢性肾炎，尿毒症。

**【方药】**　白扁豆八钱至一两　赤小豆　茯苓各五钱　麻黄二钱　桂枝　赤芍　土鳖虫　车前草　桃树皮　地肤子　泽泻各三钱　熟附片二至三钱　细辛一钱　糯米草五钱　川牛膝　花槟榔各二钱

**【用法】**　每日一剂（重者服二剂），水煎服，日服 3~6 次。

【加减】 偏肾阳虚，重用附子，加肉桂一钱半，鹿角霜三钱；偏肾阴虚，去细辛、麻黄、桂枝，加熟地、二至丸各五钱；白细胞偏多，加金银花，生黄芪三至五钱；红细胞偏多，加白茅根、仙鹤草各五钱；尿赤，加木通、知母、川柏各三钱；合并尿毒症，去赤芍、槟榔，重用白扁豆，加知母、川柏、白芍各三钱，麦芽、白术、蒲公英各五钱，干姜、土狗各一钱半；尿蛋白持久不消，加三七、血竭各二钱。

【提示】 本方为祖传秘方。

【出处】 唐浩（《青海省民间经验方选粹》）。

【主治】 慢性肾功能不全失代偿期及尿毒症。

【方药】 熟附块（先煎） 姜半夏各三至五钱 生大黄（后下）二至五钱 紫苏一两 绿豆 落得打各五钱至一两 六月雪六至八钱 党参四钱至一两 川黄连一钱 生甘草二钱 炒白术四钱

【用法】 水煎服，每日1剂，日服2次。

【加减】 呕吐甚者，以生半夏代姜半夏，常用三至四钱；尿毒氮较高者，可加用大黄、煅龙骨、煅牡蛎、六月雪各一两，熟附块三钱，水煎至150毫升，保留罐肠。

【出处】 毛如宝（《江西省民间中医经验方汇编》）。

【主治】 慢性肾功能衰竭。

【方药】 黄芪三钱 法半夏 竹茹 佩兰各四钱 陈皮 枳壳各三钱 茯苓七钱 崩大碗 虎杖 益母草 丹参各十钱 蚕砂五钱

【用法】 水煎服，每日1剂，日服2次。

【加减】　大便秘结，加大黄；神志不清，加服安宫牛黄丸。

【出处】　洪钦国（《成都市秘方验方经验汇编》）。

# 九、肾虚

　　肾虚指肾脏精气亏损，肾阴肾阳不足。肾阳虚的主要症状为腰酸、四肢发冷、畏寒、性功能不好，甚至出现水肿；肾阴虚的主要症状有腰酸、燥热、盗汗、头晕、耳鸣等。

　　肾虚多为长期积累成疾，治疗时切不可急于求成而用大补之药，也不可随意使用成分不明的补肾壮阳药物。

　　【主治】　肾虚腰痛。
　　【方药】　阳雀花根五钱　　杜仲三钱
　　【制法】　炖猪肉半斤。
　　【用法】　汤肉一次服用。
　　【出处】　古少清（《贵州民间方药集》增订本）。

　　【主治】　劳动过度，并继以房痨，引起身体虚弱，头昏眼花。
　　【方药】　水皂角五钱　　蓝布正五钱
　　【制法】　炖肉。
　　【用法】　内服。
　　【出处】　吴银仙（《贵州民间方药集》增订本）。

【主治】　肾虚腰痛。

【方药】　杜仲皮二钱　羊腰一副

【制法】　同蒸。

【用法】　将羊腰连汤服下。

【出处】　杨济中（《贵州民间方药集》增订本）。

【主治】　滋补强壮，治体虚。

【方药】　何首乌三钱　双肾草五钱　八月瓜根三钱

【制法】　加水煎汤。

【用法】　内服。

【出处】　马玉珍（《贵州民间方药集》增订本）。

【主治】　男子由房痨引起之肾亏虚弱、腰痛。

【方药】　小血藤三钱　和尚头三钱　川芎二钱　红牛膝五钱

【制法】　各药切细，加烧酒半斤，浸泡三天左右。

【用法】　日服三次，每次一酒杯。

【出处】　周元成（《贵州民间方药集》增订本）。

【主治】　男女弱症，面黄肌瘦、出虚汗、四肢无力。

【方药】　小血藤三钱　观音莲三钱　黄荆三钱　玉竹三钱

【制法】　炖肉半斤；妇女则加老姜一两，炖子鸡。

【用法】　半夜呼醒服用。

【禁忌】　妇女忌生冷酸涩食物及豆腐一星期。

【出处】　马正青（《贵州民间方药集》增订本）。

【主治】 肾脏各种虚证，滑精阳痿，四肢无力。

【方药】 熟地一两 杞果一两 巴戟五钱 菟丝子五钱 杜仲四钱 川断四钱 淫羊霍五钱 山萸肉四钱 寸菖五钱 首乌五钱 阳起石六钱 云茯神五钱 仙茅四钱 覆盆子四钱 人参三钱 制硫黄二钱 海马一对 海狗肾一副

【制法】 共为蜜丸。

【用法】 每日早晚各服二钱，白水送下。

【出处】 张家口市赵琛（《十万金方》第十二辑）。


【主治】 肾虚，症见腰痛、遗精、遗尿、早衰、阳痿。

【方药】 韭菜子 棉花子 菟丝子各三钱

【用法】 煎汤内服。

【出处】 江克明献方。


【主治】 肾虚。

【方药】 生地四钱 熟地三钱 菟丝子 川杜仲 枸杞子 制首乌各四钱 当归三钱

【用法】 水煎服，每日1剂，日服2次。

【出处】 潘佛岩（《北京中医医院经验方荟萃》）。


【主治】 肾虚。

【方药】 仙灵脾 菟丝子各五至六钱半 桑寄生 山药 川续断 白芍各五钱

【用法】 水煎服，每日1剂，日服2次。

【出处】 陈玉琦（《天津市中医秘方集》）。

【主治】 肾虚。

【方药】 制附片 白及 白蔹 北细辛各五钱 石菖蒲一两 全当归 生晒参各一两半 五灵脂 山萸肉各五钱 炒祁术一两半 制香附一两 陈莲蓬（烧存性）五十个

【用法】 上药共研细末，蜜丸如梧桐子大，每次配药不超过3个月用量，贮放于阴凉干燥处。每日辰酉时（即：8点、18点）糯米酒送服，每次服20丸。

【加减】 自汗、腰酸者，加鹿角胶；性欲淡漠，加淫羊藿。

【出处】 章庸宽（《吉林省中医经验方》）。

【主治】 老年肾虚遗溺。

【方药】 黄芪五钱 白术五钱 升麻一钱 益智仁五钱 覆盆子五钱 桑螵蛸五钱

【用法】 加水煎成300毫升，每次100毫升，每日服2次。

【出处】 刘畅（《浙江省中医验方汇编》）。

【主治】 肾虚所致男性不育症、性功能减退。

【方药】 红参五钱 鹿茸一钱半 淫羊藿五钱 汉三七五钱 枸杞子五钱

【用法】 将上药放入玻璃器皿内，用12%乙醇浸泡两周，过滤去滓，取上清液，每次服10毫升，一日2次。

【出处】 卢芳（《重庆市中医经验方汇编》）。

【主治】　肾虚牙痛。

【方药】　生地六钱半　丹皮　枣皮（或用女贞子五钱代）　炒草果仁各三钱　山药　茯苓　泽泻各四钱　地骨皮一两

【用法】　水煎服，每日1剂，日服2次。

【出处】　白依山（《云南省秘方验方集》）。


【主治】　肾虚遗精。

【方药】　淫羊藿十二钱　龙骨十五钱　补骨脂一两　潼沙苑二十二钱　阳起石　五味子各六钱半

【用法】　将上药加工成粉状，装入特制带状布袋内，束于腰部双肾区处（每日不少于12小时）。束10日更换1次，30日为1疗程。每疗程间隔10日后再行下一疗程。一般用1～3个疗程。肾区热敷可提高疗效。

【出处】　冯瑞华（《四川省中医秘方验方汇编》）。


【主治】　肾虚腰痛。

【方药】　金狗脊四钱　川断三钱　桑寄生五钱　杜仲　牛膝　木瓜各三钱　薏苡仁一两　鲜猪腰子一个（回民可以羊肾代）

【用法】　将猪腰切开，去肾盂白色部分后洗净先煎，取汤煎药。每日1剂，日服2次。

【加减】　寒象明显者，加补骨脂、胡桃肉（连衣）各三钱。

【出处】　邓显之（《浙江省中医验方汇编》）。


【主治】　肾虚耳鸣。

【方药】　鹿茸一两　巴戟天三钱　磁石一两　肉苁蓉五钱

肉桂三钱　五味子六钱　牡蛎五钱　小茴香五钱

【用法】　上药共为细末，炼蜜为丸，每丸三钱，每日早、晚各 1 次，每次空腹用黄酒温服一丸。

【出处】　王毅（《四川省中医秘方验方汇编》）。

【主治】　肾虚诸症。

【方药】　珍珠母八钱　龙骨一两　酸枣仁三钱　五味子二钱　女贞子　熟地各五钱　白芍四钱

【用法】　水煎服（珍珠母先煎，再入余药），每日 1 剂，日服 3 次。

【加减】　失眠，加党参、黄芪；高血压，加旱莲草、夏枯草、栀子。

【出处】　张阶平（《重庆市中医经验方汇编》）。

【主治】　肾虚血热斑秃。

【方药】　黑芝麻一两　女贞子　墨旱莲　制首乌　侧柏叶　枸杞子各三钱　生熟地各五钱　黄精六钱半

【用法】　先用适量清水将药物浸泡 30 分钟，再煎 30 分钟，每剂煎 2 次，兑匀，分 2 次服。

【加减】　神疲、头晕，加当归、白芍、玄参；失眠重者，加生龙骨、生牡蛎、山栀或丹参、酸枣仁、夜交藤；腰酸重者，加菟丝子、川断；头皮红亮且瘙痒甚者，加白蒺藜、地骨皮；若头皮不甚红亮、瘙痒不甚者，减侧柏叶为半量。

【提示】　服药同时，可配合外搽药（鲜侧柏叶浸入75%酒精中一周，备用）外搽脱发部位。

【出处】 蒋慧钧（《黑龙江省中医献方汇编》）。

【主治】 肾虚所致少精、弱精引起的不育症。

【方药】 菟丝子五钱 枸杞子五钱 当归六钱 肉苁蓉六钱 覆盆子六钱 仙灵脾一两三钱 鹿角胶六钱 煅牡蛎一两 紫河车三钱

【用法】 水煎服，日一剂，早晚分两次服。

【出处】 陈茂梧（《四川省中医秘方验方精选》）。

【主治】 肾虚，尤其是肾阳虚，症见短气，不耐寒凉，肢楚乏力，便燥溺涩，腰酸膝冷，早衰阳痿。

【方药】 桑寄生五钱 杜仲三钱 怀牛膝三钱 山萸肉三钱 菟丝子三钱 五味子一钱半 沙苑子三钱 怀山药三钱 肉苁蓉三钱

【用法】 水煎服，日一剂，早晚分两次服。

【提示】 本方药性微温不燥，适宜于素体肾阳虚的老人。亦可作为老年骨折后之调理方剂。

【出处】 张建强（《福建省中医验方集》）。

【主治】 肾虚腰腿痛。

【方药】 熟地五钱 五爪龙一两 鸡血藤一两 巴戟五钱 九香虫四钱 破故纸四钱 杜仲五钱 淫羊藿五钱 桑寄生一两 牛膝四钱 丹参六钱

【用法】 头煎服，复煎加姜葱，熏洗患部。

【提示】 本方适宜于治疗各种因肾虚气血失调，寒湿之邪侵袭筋骨，经络闭阻而致的腰腿痛、颈椎病等骨关节退行性病变。

　　【出处】　彭菩本（《十万金方》第十辑）。


　　【主治】　老年之肾虚阳越证。

　　【方药】　黄精五钱　仙灵脾三钱　菟丝子三钱　生龙骨牡蛎各一两　胡连一钱　李根皮五钱　浮小麦一两　绿萼梅一钱半　炙甘草一钱　泽泻五钱

　　【用法】　每日一剂，水煎分两次口服。

　　【加减】　脾虚，去龙牡，加茯苓、砂仁；兼瘀，加生蒲黄、丹参。

　　【出处】　杨春波（《天津是中医献方汇编》）。

# 十、夜尿多

夜尿多，是指夜间小便次数增加，多在 3 次以上；或夜间尿量增加，超过全日尿量的 1/4。

多种情况可导致夜尿多，如睡前大量饮水、情绪紧张激动、前列腺疾病、心脏疾病等等，需要视情况进行鉴别治疗。

【主治】 小便频数及夜尿症。

【方药】 甘草二斤

【用法】 水煎，经常服用。

【出处】 长春中医学院姜桂枝（《吉林省中医验方秘方汇编》第三辑）。

【主治】 夜多小便。

【方药】 益智仁（研碎）二十四个　食盐少许

【用法】 水煎服。

【出处】 阳城王思成（《山西省中医验方秘方汇集》第三辑）。

**【主治】** 夜尿多。

**【方药】** 生黄芪三两　桑螵蛸一两五钱　升麻五钱　生龙骨五钱　生牡蛎五钱

**【用法】** 每日一剂，水煎早、晚服。

**【出处】** 臧佩林（《江西省民间中医经验方汇编》）。

**【主治】** 夜尿多。

**【外治】** 取穴耻骨联合上 4 厘米处。

**【用法】** 在耻骨联合上 4 厘米处进针，透过皮肤后向耻骨联合方向透针，约 4~6 厘米深即有明显酸胀感，并向会阴部放射，此为得气，表示针刺正确。接着快速捻转针柄，持续 10~15 分钟后，再用艾火烤针柄，使冰冷的会阴部（此类病人会阴部有冰冷感）出现温热感为度，并持续 10~15 分钟方可拔针。一般 5~7 次显效。10 次为一疗程。对针刺疗效差的患者，可增用山莨菪碱 20~30 毫克，晚上睡前内服。

**【出处】** 唐浩（《青海省民间经验方选粹》）。

**【主治】** 癃闭。

**【方药】** 麻黄　桂枝　杏仁　茯苓　猪苓　泽泻　木通　白术各五钱至一两　甘草一钱半至三钱

**【用法】** 每日 1 剂，水煎两次，上下午各服 1 次。

**【提示】** 此为治疗癃闭秘方。

**【出处】** 万友生（《甘肃省中医秘方验方汇编》）。

【主治】 肿胀、癃闭、水臌。

【方药】 大戟 甘遂 芫花 海藻 甘草 莱菔子 益母草各五钱 怀牛膝三钱 葱白一两

【用法】 捣葱白如泥，余药捣细粉，用粮醋调诸药成膏。外敷前用麝香少许或生姜涂擦脐周皮肤，再敷膏药，上盖4层敷料，用绷带包扎。

【提示】 注意敷药后腹部皮肤颜色改变和患者感觉，一般用药60分钟左右，腹内肠鸣，肛门排气，相继排尿，腹胀减轻，尿量增加。个别患者敷药后，皮肤发痒、潮红。如疼痛难忍，立即取下膏药，用香油涂之，休息1~2天，药量减半再用。每1~2天敷药1次，每次3~6小时，每张膏药用1次。可专用本膏，亦可配用内服药。

【出处】 张金鼎（《吉林省中医经验方》）。

【主治】 急性肾功能衰竭，小便癃闭。

【方药】 熟附子四钱 肉桂（焗）一钱半 党参 黄芪各一两 茯苓一两半 槟榔四钱 木香三钱 厚朴四钱 黑白丑三钱 车前子 泽泻各一两

【用法】 每日一剂，晚上一次水煎服。

【出处】 李家祝（《陕西省民间献方集》）。

【主治】 慢性肾炎尿毒症，无尿。

【方药】 桃仁三钱 大黄（后下）三钱 桂枝二钱 甘草一钱 川牛膝三钱 芒硝（冲服）五钱 田三七粉（冲服）三分

【用法】 每日一剂，水煎两次后将药汁混合，分两次服，每次100~200毫升，服至诸症渐减或痊愈为度。

【提示】　本方适宜于瘀血阻滞所致的患者。
【出处】　龚琼模（《浙江省中医验方汇编》）。

【主治】　老年前列腺肥大所致癃闭。
【方药】　黄芪一两　银花一两
【用法】　水煎服，早晚各一次。
【出处】　邓显之（《浙江省中医验方汇编》）。

【主治】　前列腺增生性尿潴留各期。
【方药】　黄芪　车前草　木通　乌药　萆薢　路路通
桂枝　石菖蒲　茯苓　泽泻　琥珀
【用法】　水煎服，每日一剂；病重者，每日两剂。
【出处】　姜成才（《吉林省中医经验方》）。

【主治】　癃闭，老年性前列腺肥大。
【方药】　川怀牛膝　穿山甲　赤茯苓　生熟地　仙灵
脾　仙茅　巴戟肉　山萸肉　覆盆子　车前子　泽泻　木通
滑石　官桂　知母　人中白　土大黄　红花等
【用法】　共为细末，猪脊髓蒸熟为丸，重三钱。每服1
丸，日2次，早晚空腹服（或水煎，日一剂，分2次服）。
【出处】　张耀宗（《十万金方》第十辑）。

【主治】　癃闭，前列腺肥大。
【方药】　柴胡三钱　丹参　赤芍　当归各五钱　生牡蛎
（先煎）一两　玄参五钱　川贝母（分冲）一钱　夏枯草　海藻　昆
布　海浮石（先煎）各五钱　牛膝三钱

【用法】 水煎服，每日 1 剂，日服 2 次。

【加减】 老年性前列腺肥大，外加肾金子 5 粒（桂圆肉包裹），一次服下；乳腺增生，去牛膝，加蒲公英、全瓜蒌各一两；子宫肌瘤，加泽兰叶五钱，茺蔚子一两。

【出处】 金凤（《贵州省中医经验方汇编》）。

【主治】 老人癃闭，因前列腺肥大而致者。

【方药】 黄芪三钱至一两　肉桂（后下）一至三钱　熟军（后下）一钱半至三钱　桃仁三钱　川牛膝　炮山甲各三至五钱　王不留行　虎杖各五钱　夏枯草一两　沉香（后下）一钱　橘核三钱

【用法】 每日 1 剂，煎 2 次，空腹温服。

【出处】 董平（《黑龙江省中医献方汇编》）。

【主治】 癃闭（前列腺增生）。

【方药】 沉香（后下）六分　肉桂（后下）一钱半　黄柏　知母　石韦各三钱　车前子四钱　当归三钱　王不留行　赤芍　白芍　菟丝子四钱　巴戟天各四钱　皂角刺三钱　生甘草一钱

【用法】 水煎服，每日 1 剂，日服 2 次。

【禁忌】 治疗期间，忌酒及辛辣食物。

【出处】 张寿水（《青海省民间经验方选粹》）。

【主治】 前列腺肥大并发尿潴留。

【方药】 党参八钱　黄芪一两　茯苓四钱　莲子六钱　白果三钱　草薢四钱　车前子五钱　王不留行四钱　吴茱萸一钱半　肉桂二钱　熟地一两　肉苁蓉五钱　甘草梢三钱

【用法】 水煎服，每日 1 剂，日服 2 次。

【加减】　因尿道感染而小便热痛者，加金银花、土茯苓各一两；小便带血者，加地榆炭四钱；小便混浊者，加益智仁四钱；全身水肿者，加陈皮、大腹皮、通草各三钱。

【出处】　晁中桓（《陕西省民间献方集》）。

【主治】　癃闭，尤其是瘀阻型产后癃闭、尿潴留。

【方药】　当归八钱　川芎五钱　升麻三钱　柴胡三钱　黄酒二两

【用法】　先用长流水 40 毫升浸泡上药 20 分钟，文火煎煮过滤后，再加长流水 300 毫升煎煮，二煎合一约 300 毫升，分 2 次空腹服。每次服时兑入黄酒 30 毫升，加温服之。

【出处】　郭维一（《四川省中医秘方验方汇编》）。

【主治】　产后尿潴留（癃闭）。

【方药】　柴胡四钱　赤芍五钱　当归　川芎　桃仁　红花各三钱　枳壳四钱　牛膝三钱　北黄芪　党参各一两　车前子　泽泻　猪苓各五钱

【用法】　水煎两次取汁，晚上 1 次服下。每日 1 剂。

【出处】　李家祝（《陕西省民间献方集》）。

【主治】　妇女产后癃闭（尿潴留）。

【方药】　柴胡四钱　赤芍五钱　当归三钱　川芎三钱　桃仁三钱　红花三钱　枳壳四钱　牛膝三钱　北芪一两　党参一两　车前子五钱　泽泻五钱　猪苓五钱

【用法】　每日 1 剂，水煎服。晚上一次服。

【出处】　李家祝（《吉林省中医经验方》）。

【主治】　肾虚所致癃闭。

【方药】　熟地八钱　山药　山茱萸各四钱　丹皮　泽泻
茯苓　附子　肉桂　车前子　怀牛膝　巴戟各三钱　海金沙
淫羊藿各五钱　沉香一钱半

【用法】　先用600毫升凉水浸泡上药20分钟后，文火
连煎三次，合约400毫升，分二次空心温服。

【提示】　本方也适合治疗前列腺肥大。

【出处】　郭维一（《十万金方》第七辑）。